1

Qi Gong EssenCiel

*À mon épouse Solange et à ma fille Christel,
avec tout mon amour.*

☯ **Remerciements sincères** à :

◆ Jacques Jover (praticien Shiatsu, enseignant en Chi Kong),

◆ Federico Garduno (enseignant en Chi Kong)

◆ et à tous mes élèves qui m'ont permis de développer une pédagogie adaptée aux européens.

Ingénieur de formation, Alain Gesbert, né en 1956, enseigne le Chi Kong depuis 2004; il pratique, en cabinet le shiatsu, l'ostéopathie douce associée à des techniques utilisant le pouls de Nogier (acupuncture auriculaire sans aiguille).

Photos : **Solange Brel-Gesbert** et **Alain Gesbert**
Corrections : **Solange Brel-Gesbert**
© 2018 Alain Gesbert 38 rue Cousseran
91470 Limours
ISBN 978-2-9550200-4-3
Contact : algesbert@orange.fr

Qi Gong EssenCiel

les 18 mouvements,
les postures de l'arbre,
les postures allongées

Alain Gesbert

" L'homme atteint la santé en retournant à la nature. "
Lao Tseu

Les photos de cet ouvrage sont, avant tout, un aide mémoire.

Avertissement : nous utiliserons le terme Chi tel qu'explicité par la médecine traditionnelle chinoise étant entendu que ce terme n'est pas reconnu par la médecine occidentale. Cependant, le travail corporel et en particulier au niveau du bassin, la respiration et l'oxygénation du sang nous paraissent suffisamment important pour ne pas ignorer cette discipline.

☯ Avant-propos

L'être humain a une caractéristique qui lui est spécifique : c'est la capacité potentielle de chaque génération humaine à poursuivre là où s'est arrêtée la génération précédente. C'est ce qui fait que nos enfants, sauf catastrophe que j'espère improbable, n'auront pas à réinventer le feu, la roue, les ordinateurs, etc. Une aptitude de ce genre nécessite de plus en plus une intelligence au niveau des moyens de communication ce qui est loin d'être le cas dans certains médias sous Internet... Transmettre est important même si nous ne sommes que des gouttes d'eau sur cette terre. Ne pas transmettre, c'est à mon avis, interrompre une chaine à travers le temps, empêcher ou, probablement, ralentir un processus évolutif. Transmettre, en ce qui me concerne, me paraît comme étant essentiel. Quand une information est transmise, elle est souvent altérée par celui qui la reçoit. Ce peut être à cause des mots qui sont compris différemment ou du niveau, sans que ce soit une critique, de chacun des participants. Le langage est devenu complexe aujourd'hui et est source d'interprétations diverses. La transmission écrite me paraît être un bon système de transmission de l'information. L'écrit peut dormir jusqu'à ce qu'un lecteur ait un déclic qui le pousse à faire grandir les idées, les réflexions, les graines de celui qui les a écrites. Pour l'écrivain, l'écrit permet également d'avoir une réflexion, du temps afin d'élaborer, de construire, d'ordonner sa pensée, etc. Pour le lecteur, l'écrit peut fournir une source stable de référence qui lui permet alors de recueillir les fruits de l'expérience d'un autre être humain. Le risque de ce qui est écrit, c'est en quelque sorte de figer les choses et, d'une certaine façon de les rigidifier. L'écrit devient alors un dogme. En ce qui me concerne, mon intention est de fournir un repère dont je connais la fiabilité et qui pourra, j'ose l'espérer, servir à d'autres afin de tracer leur propre cheminement...

Nous pratiquons et enseignons les Chi Kong présentés dans ce livre qui se veut, avant tout, le partage d'une expérience qui permettra au lecteur, nous l'espérons, de découvrir toutes les potentialités du Chi Kong.

☯ Introduction

➢ Le Chi Kong (Chi Gong ou Qi Gong) regroupe un ensemble de techniques millénaires qui ont pour origine des pratiques d'entretien de la santé issues directement de la médecine chinoise traditionnelle et de la culture chinoise (avec, suivant les écoles, une influence éventuelle de l'acupuncture, du taoïsme et du bouddhisme qui a permis sa transmission jusqu'à nous).

➢ Le Chi Kong se présente, de façon très globale, comme une " *gymnastique* " de santé alliant ensemble le mouvement, la respiration, la prise de conscience de son corps et la concentration de l'esprit. Les mouvements lents, tout en respectant l'anatomie corporelle, permettent de libérer le bassin, d'assouplir la colonne vertébrale. Ils ont également une action sur le tissu conjonctif (les fascias).

Certains mouvements ont été créés pour agir sur les méridiens extraordinaires : ils permettent une harmonisation intérieure, un recentrage et une accumulation de l'énergie qui pourra ainsi, être fournie aux méridiens qui en ont besoin.

Les mouvements associés à une respiration douce permettent également d'oxygéner en profondeur le sang.

Chacun pratique selon ses propres possibilités physiques (il ne faut jamais forcer le corps ou aller au-delà de ses capacités). Il y a lieu de noter qu'il n'y a aucun esprit de compétition ou de comparaison avec les autres.

➢ De manière empirique et depuis plus de 3000 ans, les Chinois ont étudié le Chi et l'énergie du corps humain. Les masseurs apprenaient le Chi Kong afin d'avoir plus d'énergie. Les patients étaient également initiés à certaines techniques de cette " gymnastique " de santé.

➢ Les différentes techniques permettent, en première approche, de classer le Chi Kong en deux grandes familles :

- les "formes" (enchaînements) dynamiques où le mouvement est primordial pour ouvrir les articulations, activer et stimuler l'énergie,

- les "formes" dites statiques (ou semi-statiques suivant le cas) qui peuvent se pratiquer debout, assis, allongé. La persévérance, la respiration et la concentration sont des éléments importants pour obtenir des résultats.

➢ Il existe de très nombreuses formes de Chi Kong et nous avons volontairement fait le choix de vous présenter des mouvements ayant été validés et expérimentés par des sources sérieuses. En effet, dans les années 1970, l'universitaire et professeur de gymnastique Lin Housheng a fait le tri entre les croyances populaires chinoises et les bénéfices réels de ces mouvements en relation avec l'anatomie et la médecine chinoise traditionnelle (ainsi que des tests sur des pratiquants) : nous avons utilisé le résultat de ces travaux (encore assez peu connus aujourd'hui, en Europe). Dans le même esprit, les techniques du Chi Kong de l'arbre (zhan zhuang) ont été testées et validées expérimentalement par les médecins acupuncteur de Mao Zedong .

➢ De façon globale, la respiration douce associée au processus d'intention (mental) et d'étirements-relâchements pratiqués sur différentes zones du corps va stimuler la circulation du sang, tout en ayant une action dynamique sur les méridiens en relation avec les lignes tendino-musculaires activées.

➢ Dans les Chi Kong traditionnels, le bassin (et sa libération) joue un rôle prépondérant. C'est ce qui nous a orientés, dans un premier temps, dans nos recherches, notre pratique et nos cours. L'action sur le bassin, étant différente suivant les différentes écoles, a été l'un des éléments clefs qui nous a permis de créer une pédagogie adaptée aux européens. Par suite de la révolution culturelle qui a poussé certains enseignants en Chi Kong à quitter la Chine, nous avons également expérimenté et pratiqué assez longtemps des Chi Kong transmis au Japon (Kikô est le mot japonais synonyme de Chi Kong). Certains de ces Kikô (Chi Kong) sont originaux au niveau des déplacements ondulatoires de la colonne vertébrale.

➤ Cet ouvrage vous présente les bases du Chi Kong ainsi qu'un enchaînement en 18 mouvements que nous enseignons dans une association depuis 2004. Il y a de nombreuses subtilités qui se cachent derrière ces mouvements, en apparence, simples.

Cet ouvrage comprend :

- une partie théorique qui permet de découvrir l'historique du Chi Kong et ce qu'il peut vous apporter.

- une partie pratique présentant de manière assez exhaustive les 18 mouvements, des étirements, des postures de Chi Kong allongé ainsi que les postures de l'arbre pour la santé...

Le Chi Kong

Première partie : Historique et théorique

☯ 1 - Historique du Chi Kong

☯ 2 - Le Chi Kong

- Objectif principal du Chi Kong
- Définition de l'idéogramme *Chi Kong*
- Que trouve t'on dans le Chi Kong ?
- Présentation globale des différentes postures
- Ce qu'apporte le Chi Kong ?
- Première découverte des fascias
- Chi Kong pour aider les autres

☯ 3 - Contexte global de l'approche orientale

- Le Yin et le Yang
- T'ai Yi et Tao
- Le Tao Yin
- Les méridiens
- Saisons chinoises et cinq éléments
- Les trois foyers

Nous avons regroupé dans cette partie un ensemble d'éléments historiques et de concepts orientaux qui vous permettent de mieux comprendre l'approche chinoise. Il n'y a pas obligation de comprendre ce qu'est un méridien pour pratiquer correctement le Chi Kong. Il nous paraît cependant intéressant de vous faire découvrir quelques aspects théoriques associés au Chi Kong et qui puisent à la tradition de la culture chinoise.

☯ 1- Historique du Chi Kong

L'histoire du Chi Kong se perd dans la nuit des temps. Il est probable que son origine remonte approximativement à 4000 ans avant Jésus Christ. Toutefois, pour certains, le Chi Kong débute en même temps que l'apparition du Yi-King c'est à dire environ 2600 ans avant Jésus Christ.

La première référence connue pour ce genre d'exercices fut découverte dans le Huang-Ti Nei Ching (c'est à dire le classique de médecine interne de l'Empereur Jaune, 2690-2590 av. J.C.), probablement le plus ancien livre connu de l'histoire médicale chinoise et donc de l'acupuncture.

Une autre référence très ancienne au Chi Kong, se retrouve dans le Tao Te King, le livre classique de la philosophie taoïste attribué à Lao Tseu, lequel vécut durant la dynastie Jou (c'est à dire 1122-934 av. J.C.).

En avril 1972, il a été procédé à la mise à jour du tertre funéraire de Mawangdui contenant la dépouille de la marquise de Dai, la femme du premier ministre du roi de Qin. Le tombeau contenait un véritable trésor archéologique; les archéologues y retrouvèrent, entre autre, un document peint sur soie comportant une quarantaine de personnages pratiquant le Chi Kong.

On peut diviser, approximativement et de façon assez globale, l'histoire du Chi Kong en quatre grandes périodes :

☯ La première période commence environ 2500 avant J.-C. et se termine en 206 avant J.-C. sous le règne de la dynastie des Han. Il y a lieu de noter que les premiers ouvrages de médecine chinoise comportaient alors une assez grande proportion de thèmes concernant les massages, les auto-massages et des exercices de Chi Kong.

☯ A partir de 206 avant J.-C., l'influence du bouddhisme a marqué l'ère d'une nouvelle période plus mystique tout en y associant du Chi Kong. Cette nouvelle période s'étend jusqu'au règne de la dynastie des Liang (502-557 après J.-C.). Ces périodes restent, cependant, assez approximatives et permettent de mieux comprendre le Chi Kong.

☯ C'est à partir de l'époque de cette dynastie des Liang que se propagent des Chi Kong plus martiaux qui sont, en fait, basés sur des Chi Kong de traditions, à la fois, bouddhistes et taoïstes. Cette troisième période s'étend d'environ 560 jusqu'en 1911. La révolution chinoise de 1911 marqua la fin de la dynastie Qing.

☯ La dernière période se situe des années 1920 jusqu'à nos jours, avec deux sous-périodes importantes, la première en relation avec Mao Zedong, la deuxième dans les années 80.

Nous allons revenir un peu plus en détail, sur ce qu'il est important de savoir pour chacune de ces périodes, étant entendu qu'il est assez difficile d'avoir un historique très précis.

☯ **Première période (environ 2500 avant J.-C. à 206 avant J.-C.)**

Pendant cette première période, c'est à dire environ 2500 avant J.-C. à 206 avant J.-C., de nombreuses observations ont été faites sur la nature par des guérisseurs. L'homme est alors un élément central de cette nature. Pour comprendre comment rester en harmonie avec la nature, les mouvements corporels des animaux ont été étudiés de façon empirique. Des méthodes respiratoires ont également été mises en place.
On doit aux médecins chinois d'avoir inséré ces différentes méthodes à la médecine chinoise traditionnelle.

Les caractéristiques et les applications du Chi Kong à cette époque correspondaient à deux types majeurs de pratique.

La première était utilisée par les érudits, les confucianistes et les taoïstes. Le but essentiel est de se maintenir en bonne santé, c'est en quelque sorte une forme de yoga chinois.

L'autre type de pratique était à but médical et associait, par exemple, l'acupuncture à des mouvements spécifiques de Chi Kong pour faire du préventif et se prendre en charge. Cette tradition s'est transmise grâce aux acupuncteurs.

☻ Deuxième période (206 avant J.-C. à 502 après J.-C.)

Pendant cette deuxième période, le bouddhisme d'origine indienne s'implante progressivement en Chine.

Pendant la dynastie des Han (206 av. J.-C. à 220 apr. J.-C.), la Chine connaît une période de paix. Cette époque est alors marquée par le développement de la médecine chinoise et de la pharmacopée associant plantes et minéraux.

Le Chi Kong est alors enseigné dans les temples bouddhistes. Le but recherché était d'atteindre l'éveil, de devenir un bouddha.

C'est pourquoi, étant considérées comme sacrées, les techniques étaient jalousement gardées dans les temples.

Il est probable que les prêtres voulaient préserver ces pratiques, qu'ils les considéraient comme trop précieuses pour être divulguées n'importe comment et à n'importe qui.

L'aspect méditation associé au Chi Kong fut particulièrement développé pendant cette période.

Par la suite, les diverses invasions firent que le Shan en position assise (une posture statique du Chi Kong assis), par exemple, fut transmis aux japonais qui la firent connaître sous le nom de Zen...

En ce qui concerne le Chi Kong, on distingue deux traditions qui nous ont transmis, aujourd'hui, cet héritage chinois : les tibétains et les bouddhistes.

Pendant que les religieux et les mystiques transmettaient secrètement leurs connaissances, les érudits et les médecins chinois continuaient leurs recherches sur les applications du Chi Kong. Il semble que les acupuncteurs et les religieux ne communiquaient pas entre eux au niveau de ces différentes techniques, l'objectif des médecins étant uniquement la préservation de la santé.

De façon synthétique et en résumé, voici les caractéristiques du Chi Kong propre à cette deuxième période, c'est à dire 206 avant J.-C. à 502 après J.-C. :

a) Il y a trois écoles qui ont largement influencé le Chi Kong à cette époque et qui ont servi à transmettre le Chi Kong à travers le temps : le bouddhisme indien, le bouddhisme tibétain, ainsi que les ermites taoïstes.

b) On peut également avancer que la quasi-totalité des pratiques religieuses ou mystiques du Chi Kong étaient gardées secrètes dans les monastères.

c) L'objectif principal du Chi Kong, à cette époque, était l'éveil. Par suite de l'influence bouddhiste, le Chi Kong est alors considéré comme une tentative ou un moyen pour échapper au cycle de la réincarnation. L'entraînement et la théorie de ces Chi Kong étaient plus difficiles à appréhender et à pratiquer que les Chi Kong des acupuncteurs. L'entraînement était beaucoup plus poussé, plus long et plus difficile.

d) Par suite de l'évolution de la médecine chinoise, de sa meilleure compréhension des méridiens d'acupuncture, il est fort probable que les exercices et les enchaînements créés à cette époque étaient d'une plus grande efficacité que dans le passé. Les acupuncteurs ont donc fait évoluer ces mouvements sans connaître, assez probablement, ce qui se pratiquait dans les temples.

☯ **Troisième période (502 après J.-C. à 1911 après J.-C.)**

Le début de la troisième période (c'est à dire de 502 après J.-C. à 1911 après J.-C.) commence avec la retraite du prince indien Da Mo au temple Shaolin quand l'empereur de Chine décida que les théories bouddhistes de son invité ne lui plaisaient plus.

Il semble que Da Mo n'était guère diplomate et indiqua tous les défauts de l'empereur pendant qu'il essayait de pratiquer les mouvements du Chi Kong. Piètre élève, l'empereur le congédia et le répudia. Da Mo se réfugia alors dans un temple Shaolin : il y découvrit des moines fatigués, voûtés, courbaturés et malades. Il mit alors au point une méthode et écrivit deux ouvrages. L'un concernait le renforcement des muscles et des tendons à l'aide du Chi Kong, afin que les prêtres recouvrent progressivement la santé, tout en renforçant leur corps. L'autre ouvrage concernait le cerveau et la moelle : il permet de dynamiser le sang et le système immunitaire. Ce deuxième ouvrage est d'un abord difficile et ne fut transmis, en fait, qu'aux élèves les plus avancés.

On doit également au prince Da Mo d'après le docteur Jian, les 1000 mains sacrées qui est un Chi Kong dynamique en position debout. Da Mo étant considéré, après sa mort, comme un Bouddha, sa pratique du Chi Kong a été enseignée dans les temples bouddhistes

La tradition des arts martiaux a mis en avant le travail des moines de Shaolin. En effet, ils créèrent des Chi Kong pouvant augmenter d'une manière significative l'efficacité des techniques de combat.

C'est pendant cette période que paraissent également des thèses et des mémoires qui exposent de manière exhaustive les vertus préventives et curatives des différents Chi Kong.

Il y a lieu de noter que, d'après le docteur Yang Jwing-Ming, c'est pendant la dynastie des Song (960-1279 après J.-C.) que San-Feng a créé le Taiji (Tai Chi) qui proposait une approche différente du Chi Kong. Le Tai Chi puise à la source du Chi Kong mais il devient à partir de cette époque une boxe chinoise qui s'adresse aux adeptes des arts martiaux. On peut donc dire que le Tai chi est le fils du Chi Kong même si certaines techniques ne concernent plus la préservation de la santé.

L'Occident a découvert la médecine chinoise à partir du XVIe siècle, essentiellement par l'intermédiaire des missionnaires jésuites, plus précisément, le père Joseph-Marie Amyot (1718 1793) qui a été vicaire apostolique à Pékin. Il présente son travail et un mémoire à la cour de Louis XV. Il indique (je cite) : " *il souhaitait présenter cette pratique aux médecins et physiciens de l'Europe pour soulager et soigner quelques affections comme cela se faisait en Chine* ".

Les médecins l'écoutent poliment mais il n'y aura aucune retombée, à l'époque, ni aucune mise en place de ce type de pratique.

Pour la petite histoire, Ling (1776-1839) crée la gymnastique suédoise en utilisant les travaux du Père Amyot.

Pour les auteurs actuels de l'histoire du sport, Ling est considéré comme le créateur du renouveau de la gymnastique sportive occidentale.

Historiquement et avant d'être connu comme il l'est aujourd'hui, le Chi Kong a donc eu, de façon indirecte, une réelle influence sur la gymnastique douce en Occident...

De façon synthétique et en résumé, voici les caractéristiques du Chi Kong propre à cette troisième période, c'est à dire de 502 après J.-C. à 1911 après J.-C. :

a) Certains Chi Kong furent adaptés aux arts martiaux. Il y a environ 1000 ans le Tai Chi se sépare de son grand frère le Chi Kong, pour devenir une discipline développant sa propre pédagogie, ainsi que des mouvement spécifiques à cet art.

b) L'acupuncture acquiert des sommets et de nombreux documents furent publiés sur les Chi Kong médicaux,

c) Les Chi Kong religieux ou mystiques demeurent encore secrets et ne sont toujours pas connus des acupuncteurs chinois,

d) La pratique des exercices de Chi Kong devient progressivement plus populaire dans la société chinoise.

☯ Quatrième période (depuis 1911 après J.-C.)

À partir de 1911 après J.-C., le Chi Kong est rentré dans une nouvelle ère. Beaucoup d'exercices secrets sont révélés à un plus grand nombre de personnes.

Nous distinguerons deux dates importantes, l'une en relation avec la révolution culturelle de Mao Zedong, la deuxième dans les années 80.

Il nous paraît intéressant d'indiquer que la Boxe de l'esprit (le **YI CHUAN)** ou Boxe du grand accomplissement a été créée en 1925 par Wang Xiangzhai (1885-1963).

Wang Xiangzhai a parcouru la Chine du nord au sud pour étudier et observer tous les autres styles de Chi Kong et de Taichi Chuan, il a ensuite mis au point sa propre méthode.

Elle s'appuie sur un entraînement postural particulier qui s'appelle le **ZHAN ZHUANG GONG**.

Dans la langue chinoise " zhan " veut dire " fondation, se tenir debout " et zhuang signifie " renforcement, pilier " d'où se " tenir debout comme un pilier " et plus poétiquement, c'est devenu : " se tenir debout comme un arbre ". C'est ce que l'on appelle, aujourd'hui, le Chi Kong de l'arbre.

Cette posture a été longtemps tenue secrète au sein de l'élite des petits groupes fermés des pratiquants d'arts martiaux.

Elle tirerait ses origines de pratiques de santé vieilles de plus de 4000 ans, mais la discipline comme telle aurait été fondée, il y a 2000 ans par un philosophe taoïste inspiré par la croissance des arbres.

Probablement, la première référence connue faisant référence aux exercices de la famille de l'Arbre (zhan zhuang Gong) est évoquée dans le Huang-Ti Nei Ching (le classique de médecine interne de l'Empereur Jaune).
Nous pouvons y lire :

> " *J'ai entendu dire que dans les temps anciens, il y avait des êtres possédant un grand esprit (des sages avec de larges connaissances et une compréhension très profonde). Ils se tenaient debout entre Ciel et Terre, reliant l'Univers. Ils avaient compris et étaient capables de contrôler le Yin et le Yang, les deux principes fondamentaux de la nature. Ils inspiraient l'essence vitale de la vie. Ils gardaient leurs esprits immobiles. Leurs muscles et leurs chairs étaient inséparables. C'est le Tao, la voie que vous cherchez.* "

On trouve également une référence très ancienne dans le Tao Te King, livre attribué au célèbre philosophe Lao Tseu :

" *En se tenant seul et immuable, on peut observer chaque mystère.*
Présent à chaque instant et continuant sans cesse, Voilà l'accès à d'indescriptibles merveilles. "

Dans le Chi Kong de l'Arbre, il s'agit de tenir une position statique pendant 10 minutes, puis 15, puis trente minutes et enfin une heure. En fait, il existe une trentaine de postures, certaines sont utilisées pour la santé, d'autres pour développer la force interne et s'en servir dans les arts martiaux.

Certaines de ces techniques s'apprennent d'ailleurs, aujourd'hui, dans des écoles d'Aikido mais sans référence au Chi Kong.

Beaucoup d'occidentaux ont associé, par ignorance, le zhan zhuang (la position de l'arbre) au Chi Kong, en croyant que le Chi Kong ce n'était uniquement que les postures de l'arbre. Cette pratique en fait partie au titre des exercices statiques.

☯ Mais revenons encore, quelques instants, sur les aspects historiques.

Pendant la révolution culturelle, les enseignants de Chi Kong proches de l'empereur de Chine sont expulsés et vont faire connaître leur art en Europe, aux USA et au Canada. Mao Zedong a un problème avec sa sécurité sociale : les caisses sont vides. Il lui faut trouver une solution. Il demande que l'on mette en place un programme de santé dans lequel va s'insérer le Chi Kong et l'acupuncture. Pendant cette période, les médecins chinois testent plusieurs enchaînements. Il en résultera, par exemple, le Chi Kong des animaux. Indirectement, ce programme médical permettra que certains Chi Kong soient transmis jusqu'à nous et ne soient pas définitivement perdus. Wang Xiangzhai qui vivait loin du pouvoir est également sollicité. Mao Zedong ayant associé le Chi Kong aux moines et à l'empereur fait un rejet de ce mot. C'est pourquoi, quand Mao leur pose des questions sur les mouvements, les médecins préfèrent lui répondre que c'est comme du Tai Chi. Cela créera par la suite des confusions entre ces deux disciplines.

Il faudra cependant attendre les années 80 pour que des Chi Kong taoïstes soient enfin révélés au plus grand nombre. La Chine rentre, de plus en plus, dans le modernisme et il y a moins de pratiquants de hauts niveaux. Cela correspond donc à la fin d'une époque où des praticiens ont dédié 50-60 ans ou plus de leur vie au Chi Kong : pour que leurs Chi Kong soient transmis, ils les révélèrent alors à plus de personnes que dans le passé.

☯ En résumé (Historique du Chi Kong)

Nous venons de faire un assez rapide voyage qui a commencé, il y a plus de 4000 ans. La transmission du Chi Kong s'est faite via la médecine traditionnelle chinoise, le bouddhisme, la tradition tibétaine et, avant la révolution culturelle en Chine, par des moines, des proches et des dignitaires de l'empereur de Chine.

Certains Chi Kong ont également été transmis au Japon à l'époque de la révolution culturelle. De même certains Chinois sont partis, en exil, au Brésil, au Canada (etc.) dans les années 50-60 ce qui a permis de protéger ce vaste patrimoine culturel. Pour l'enseignant et le chercheur, c'est en étudiant et, surtout, en pratiquant ces différentes sources et traditions (chinoise, japonaise…) qu'il découvrira un Yoga particulièrement riche. Il existe une grande diversité de Chi Kong et certains auteurs estiment, aujourd'hui, qu'il y en a environ 2000 formes différentes.

☯ 2- Le Chi Kong (objectif, définition, présentation globale)

" Je voudrais qu'il soit clair que chacun de nous ne peut compter que sur lui-même. Que chacun est responsable de sa propre personne, et que le corps dont il dispose doit être géré comme le plus précieux des biens. " Catherine Kousmine

♦ Objectif principal du Chi Kong

L'objectif premier du Chi Kong est l'harmonisation du corps et du mental à l'aide du Chi, c'est à dire de l'énergie. Il permet de restaurer ou de rééquilibrer l'énergie vitale en pratiquant des exercices corporels (harmonisation du corps) associés à la respiration et, suivant le cas, à la visualisation et/ou à des intentions. Il permet, entre autre, de développer le hara (zone au niveau des intestins) qui permet de se centrer, de calmer le mental et de mieux gérer les agressions extérieures et le stress.

Le hara est considéré par les japonais comme le centre vital de l'être humain. Il est situé au centre de gravité de l'être humain dans la zone des intestins (à ne pas confondre avec le positionnement du point d'acupuncture situé environ deux travers de doigts sous le nombril et qui agit positivement sur le hara).

♦ Définition de l'idéogramme *Chi Kong*

Comme nous l'avons vu, le Chi Kong a pour fondement la philosophie orientale et a été bâti en accord avec les concepts de la médecine chinoise traditionnelle.
Chi Kong est formé de 2 idéogrammes : Chi et Kong.

♦ Le Chi, l'énergie

Le Chi a la même signification que le Prana des Yogis, les japonais l'appellent Qi (également Ki). Pour les sages des temps anciens, il existe une énergie de vie qui est associée à l'air que nous respirons. Elle est présente partout dans la nature, même si on ne peut la voir. En pratiquant le Chi Kong, on fait circuler cette énergie vitale en nous. Il n'y a pas besoin, en fait, de croire au Chi pour en ressentir les bienfaits. Une pratique régulière, constante et assidue du Chi Kong permet d'en ressentir les effets dans son corps. En médecine traditionnelle chinoise, il est important de noter que l'énergie sous sa forme la plus matérielle s'exprime dans le sang. L'oxygénation du sang (relié à la respiration douce) est importante pendant le Chi Kong.
Le Chi est un concept fondamental de la pensée orientale. L'idéogramme chinois associe le Chi à l'image d'un grain de riz qui est cuit grâce à la vapeur.

Cette vapeur permet la cuisson du riz en montant vers le ciel. Il y a, en quelque sorte l'idée de quelque chose d'insaisissable, d'impalpable mais doté d'une dynamique de transformation.

Le Chi par définition est neutre : il peut s'adapter à chaque circonstance. On appelle cette capacité d'adaptation du Chi de l'être humain, l'état de santé. L'état de maladie, par contre, est le résultat d'un dysfonctionnement du Chi, c'est un état de non adaptation. Les acupuncteurs ont découvert empiriquement que le Chi se spécialisait dans l'organisme (suivant l'organe concerné).

♦ Kong

L'idéogramme Kong exprime, à la fois, l'énergie et le temps. Par Kong, on entend, de façon plus générale, toute activité basée sur l'énergie et avec le but de s'améliorer en utilisant la durée, le temps. Cela implique un minimum de persévérance, de discipline et de régularité dans les exercices. Ces exercices corporels sont considérés aujourd'hui comme une gymnastique de santé. Outre la bonne exécution des mouvements physiques, le pratiquant développe un ressenti et une présence dans ses mains (les points d'acupuncture Laogong) et dans son corps.

Le Chi Kong est donc un entraînement particulier permettant de faire circuler le Chi, l'énergie dans son corps physique et dans les méridiens d'acupuncture.

En résumé, Chi Kong signifie "entraînement permettant de faire circuler l'énergie vitale ", le Chi dans le corps. La volonté, la patience et la persévérance sont les trois composantes essentielles permettant d'obtenir des résultats.

La médecine traditionnelle chinoise nous indique qu'il y a plusieurs formes de Chi dans l'organisme. Dit d'une autre manière, le Chi, l'énergie de la nature, va se spécialiser dans le corps humain et prendre plusieurs formes. Nous aurons, par exemple, le Chi du Foie qui a des spécificités propres à cet organe. L'expérimentation et l'observation ont également permis de mettre en relation cette énergie du Foie avec, au niveau de ses aspects négatifs, des réactions impulsives et coléreuses. On trouve souvent dans les livres les termes Qi et Gong qui se prononcent, en français, Chi et Kong.
On peut également traduire Chi par souffle, souffle énergétique et Kong par travail conscient et régulier.

Le Chi Kong (en très bref) regroupe un ensemble de techniques, certaines millénaires, qui ont pour origine des pratiques d'entretien de la santé issues directement de la médecine chinoise traditionnelle et de la culture chinoise.

Le Chi Kong se présente, de façon très globale (et bien que ce que j'écris réduit de beaucoup les aspects énergétiques de cette discipline), comme une " *gymnastique douce* " de santé alliant ensemble le mouvement, la respiration, la prise de conscience de son corps et la concentration de l'esprit. Les mouvements lents, tout en respectant l'anatomie corporelle, permettent de libérer le bassin, d'assouplir la colonne vertébrale.

Dans le Chi Kong, on apprend également des auto-massages.

Le Chi Kong est donc un entraînement particulier permettant d'oxygéner le sang, de faire circuler le Chi, l'énergie dans son corps physique, dans les méridiens d'acupuncture et ce que l'on appelle le " corps d'énergie ". La volonté, la patience et la persévérance sont les trois composantes essentielles permettant d'obtenir des résultats.

Il y a lieu de noter que le terme de Chi a limité le développement du Chi Kong en occident, même si au Canada des expérimentations ont été conduites afin d'identifier les bienfaits de cette pratique sur l'équilibre humain, tant physique que mental.

♦ Que trouve t'on dans le Chi Kong ?

Le Chi Kong comporte une grande variété de techniques et de pratiques. Afin que vous ayez une vision globale, nous pouvons distinguer :

1) les auto-massages chinois.

On peut s'en servir avant ou après un enchaînement. Il faut noter que ces auto-massages sont passés au Japon, il y a un millier d'années où ils sont devenus le Do-In.

2) Les postures statiques.

Les postures statiques font partie des Chi Kong avancés car il faut rester longtemps sans bouger. On commence à s'entraîner trois minutes, puis quatre, puis cinq, puis quinze minutes puis une demi-heure et enfin une heure. Ces postures ont de nombreuses vertus pour la santé. Elles renforcent les organes et ont une action positive sur le système immunitaire. Elles ont une action sur le système sympathique. Elles sont également considérées comme du zen en position debout. On trouve des postures statiques avec le Chi Kong des Arbres mais aussi dans les 1000 mains, par exemple. Les postures de l'arbre en position allongée sont beaucoup plus faciles à apprendre.

3) On trouve enfin des enchaînements dynamiques.
Citons, par exemple, les 18 mouvements, les 1000 mains, le Chi Kong de la grande oie sauvage, etc.
Ces enchaînements dynamiques assouplissent muscles et tendons tout en faisant travailler en douceur les articulations du corps.

☯ **Présentation globale des différentes postures**

Les différentes postures et enchaînements de **Chi Kong** se font :

- assis (à même le sol, sur le dessus d'un lit ou sur une chaise),

- allongé,
- debout (mouvements dynamiques ou statiques comme l'arbre).

☯ Le Chi Kong assis

On distingue essentiellement :

- des Chi Kong, souvent méditatifs, et mettant en action ce que l'on appelle la *micro circulation* qui permet de faire circuler l'énergie le long des méridiens extraordinaires vaisseau conception et vaisseau gouverneur.

- les Chi Kong mis au point pour les personnes malades ne pouvant se mettre debout (qu'il faudra par la suite remplacer par des Chi Kong en position debout, quand la personne ira mieux).

- Les postures de l'arbre en position assise (il existe de nombreux mouvements en semi-statiques).

- des exercices regroupés dans les Chi Kong taoïstes et ayant une action sur les trois Dantiens (Tantiens ou centres de cinabre) qui sont des centres d'énergie très importants.

☯ Le Chi Kong allongé

Après avoir positionné correctement son corps dans le bassin, on peut se relaxer tout en récupérant de l'énergie.

☯ Le Chi Kong debout

La particularité des mouvements dynamiques de Chi Kong en position debout est d'améliorer la circulation de l'énergie dans le corps en libérant le bassin, en assouplissant la colonne vertébrale tout en redressant le corps. Il y a également une action sur une meilleure circulation sanguine.
Les Chi Kong statiques (comme, par exemple, les postures de l'Arbre) renforcent les organes et agissent sur ce que les acupuncteurs appellent Wei Qi[1].

☯ Ce qu'apporte le Chi Kong ?

Le Chi Kong est d'abord une pratique de bien-être qui a pour but de faire du préventif et qui permet progressivement d'apporter un rééquilibrage général.

---

[1] L'énergie défensive, " Wei Qi " (Qi protecteur), est chargée de défendre l'organisme contre les agressions extérieures et circule au niveau de la peau et des muqueuses.

Citons, sans être exhaustif, que le Chi Kong apporte :

- un rééquilibrage physique par le biais de la posture et du mouvement.

- un rééquilibrage émotionnel et nerveux par le biais du travail respiratoire, on est moins dans sa tête et beaucoup plus présent à son corps.

- un rééquilibrage énergétique par le biais de la circulation de l'énergie dans les méridiens d'acupuncture et une meilleure oxygénation du sang.

Il y a lieu de noter que tous les Chi Kong ont une action bienfaisante et relaxante sur le tissu conjonctif. La particularité du Chi Kong est donc d'améliorer la circulation du sang (et son oxygénation) et d'agir sur l'énergie dans le corps en libérant le bassin, en assouplissant la colonne vertébrale tout en redressant le corps. Le Chi Kong a été créé pour cela. Les mouvements respectent l'anatomie du corps humain, leurs lenteurs permettent une action en profondeur sur le tissu conjonctif. Une pratique assidue va agir progressivement sur le Chi, l'énergie qui est stockée dans les méridiens dits extraordinaires et également agir sur le méridien de la fonction reins.
La pratique régulière du Chi Kong permet également
 d'augmenter la quantité des globules, des plaquettes sanguines, de l'hémoglobine ainsi que le pouvoir phagocytaire des globules blancs.
On considère également que le Chi Kong renforce la réactivité des systèmes pituito-cervico-surrénal,

sympathico-médullo surrénal et de défense de l'organisme humain.

Pour les personnes ayant des maladies graves, les postures statiques permettent d'agir de façon assez efficace. Il est alors conseillé de pratiquer une heure par jour les postures statiques en position allongée. Rappelons que la posture de Chi Kong statique la plus simple (et la plus facile pour un européen) se pratique en étant allongé.

☯ Première découverte des fascias (c.a.d. le tissu conjonctif)

Les premières descriptions anatomiques ont eu lieu dans les années 1930 en France et dans les années 1920 en Allemagne. On reconnaît, généralement, à la biochimiste américaine Ida Rolf d'avoir été la première à en étudier les propriétés.

Les fascias, ainsi que les tendons et les ligaments, font partie de ce qu'on appelle globalement les tissus conjonctifs. Ceux-ci sont constitués en grande partie de collagène, une protéine complexe qui, à l'état sain, possède une consistance gélatineuse. Les fascias qui se retrouvent directement sous la peau sont dits " superficiels ". Lorsqu'ils sont sains, ceux-ci sont lâches, détendus et la peau peut alors glisser aisément de côté, sauf à certains endroits comme les paumes et les voûtes plantaires. Quand on enlève la peau à un lapin, on peut voir un tissu blanc qui enveloppe tous les muscles (et également le cerveau) : c'est le fascia.

On rencontre ensuite les fascias moyens et profonds, plus denses et tendus ; le diaphragme, par exemple, est un fascia.

En fait, on devrait dire le fascia (et non les fascias) car c'est un immense tissu conjonctif qui met en "*papillote*" l'ensemble des organes, les poumons, mais aussi les os. Il y a comme des sortes de "couture" pour passer d'une zone à une autre. Chaque organe, de plus, est accroché à la colonne vertébrale par le tissu conjonctif.

♦ Les fascias : des tissus qui peuvent souffrir.

Les problèmes sont généralement d'ordre chronique et sont souvent en relation avec le stress. Il s'agit de crispations et de durcissements ou, quand les fascias perdent leur viscosité, " d'adhérences " ; dans ce cas, les différents muscles ou parties de muscles n'arrivent plus à glisser aisément les uns sur les autres ou l'un par rapport à l'autre. Une adhérence ressemble à une cicatrice, elle est aussi faite de tissu conjonctif. Ces problèmes surgissent à la suite de stress, de mauvaises habitudes posturales ou de traumatismes (physiques voire psychologiques ou d'opération chirurgicale) ou encore par suite du vieillissement.

Des fascias qui ont perdu leurs propriétés peuvent alors engendrer divers problèmes comme de la douleur, des spasmes ou des tensions musculaires chroniques, une perturbation du métabolisme du muscle, une gêne articulaire, une mauvaise circulation de la lymphe ou encore un déséquilibre dans les alignements corporels. Ces problèmes peuvent également entraîner certains symptômes comme des troubles digestifs, des névralgies, des difficultés respiratoires ou une fatigue générale.

Le Chi Kong permet d'agir sur les fascias.

Retenez une "règle" simple de l'organisme : plus les mouvements sont lents et doux et plus on peut aider le tissu conjonctif à s'assouplir ou à retrouver sa souplesse.

Ce n'est pas l'objectif principal du Chi Kong d'agir sur le tissu conjonctif, mais actuellement trop de personnes très stressées (ou ayant pris trop de médicaments) ont ce tissu atteint et ne demandent qu'à trouver des solutions.

Aujourd'hui on distingue les Chi Kong ayant une approche type *gymnastique douce* de santé (on sait, de plus, sur quel méridien et donc sur quelle fonction du corps on travaille) et une autre qui est comparable à un Yoga Chinois (comportant de nombreuses techniques spécifiques propres à cette approche et qu'il ne faudra pas confondre avec le Yoga Indien).

☯ Chi Kong pour aider les autres

Les applications curatives du Chi Kong concernent en premier lieu le pratiquant qui apprend à faire circuler son énergie interne dans les méridiens et dans son corps. Les plus doués peuvent, ensuite, s'en servir pour aider les autres avec le Fa Gong.

Le Fa Gong est la branche thérapeutique du Chi Kong qui est utilisée par les personnes voulant projeter le Chi en utilisant les Laogong (au centre de la main). L'entraînement est assez martial et demande, en général, trois années de pratique intensive.

Le pratiquant doit rester très longtemps dans des postures statiques (c.a.d. sans bouger) afin, dans un premier temps, de renforcer son corps physique.

Le Fa Gong, tel qu'enseigné en Chine, est assez difficile à apprendre aux européens (entraînement très physique, sous la pluie, etc.).

En pratiquant le Chi Kong, les masseurs (massage chinois Tuina, Anma) et les pratiquants de Shiatsu peuvent ainsi renforcer leurs tendons, leurs muscles et améliorer également leur toucher et leur ressenti de l'énergie.

☯ 3- Contexte global de l'approche orientale

Il est possible de " diviser " la médecine traditionnelle chinoise en plusieurs branches.
Nous avons :

1) la pharmacopée (minéral, végétal, animal),
2) les massages (tuina, utilisation des moxas, ventouses, réflexologie plantaire) et le Chi Kong,
3) l'acupuncture.

Il y a plus de deux mille ans, les masseurs apprenaient le Chi Kong afin d'avoir plus d'énergie.

Les patients étaient également initiés à certaines techniques de cette "gymnastique" de santé. Ils pouvaient ainsi se prendre en charge.

☯ le Yin et le Yang

Le système Yin / Yang est à la base de la pensée, de la culture et de la philosophie orientale. Il exprime, en fait, la relativité des choses, leur interdépendance et leur complémentarité, la dualité, la bipolarité. Par exemple, chaque partie du corps est yang par rapport à une autre partie qui est yin. Les entrailles sont yang, les organes sont yin. Pour la médecine traditionnelle chinoise, les maladies apparaissent à la suite d'un déséquilibre entre le yin et le yang. Par exemple, un excès de yin peut s'exprimer par une fatigue musculaire, de la somnolence, de l'apathie, de l'hypotension. En cas d'excès de yang, nous avons, de façon générale : de l'excitation, de l'énervement, des crampes, de l'insomnie, voire de l'hypertension.

Le concept du Yin et du Yang est beaucoup plus qu'une simple classification entre des contraires de type noir-blanc, féminin-masculin, etc. Les idéogrammes du Yin et du Yang évoquent l'ensoleillement d'une colline par le soleil. La variation va être progressive et si l'on en reste à l'aspect noir-blanc, cela signifie que l'on va passer progressivement du noir au blanc en utilisant toute les variations de niveau de gris.

Si l'on prend l'exemple d'un arbre, la structure visible (tronc et branches) est de nature yang. Certes l'arbre a besoin de lumière mais il a également besoin de racines (yin) qui s'infiltrent dans la terre. Plus le Yang

se développe de façon équilibrée, harmonieuse, plus le Yin l'enveloppe et le protège.
Comme l'évoque la médecine traditionnelle chinoise, " *le Yin, à l'intérieur, est le gardien du Yang et le Yang, à l'extérieur, est le serviteur du Yin* ".
Dans le corps humain, c'est du côté yin (associée aux organes) que réside, en fait, la force interne qui produit et constitue le facteur externe de nature yang.

☯ T'ai Yi et Tao

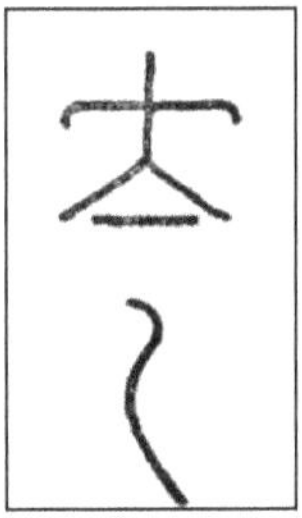

Avant de continuer cet exposé, il nous paraît important de préciser ce que les sages chinois ont appelé T'ai Yi et Tao.

♦ T'ai Yi

L'idéogramme T'ai 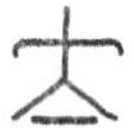 représente un homme qui écarte les bras exprime quelque chose de grand. Le trait inférieur souligne cette idée et transforme l'adjectif en superlatif. T'ai signifie donc " le plus grand ", ce qui est suprême.

L'idéogramme Yi 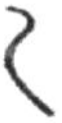 montre un germe qui pousse et exprime ainsi la première manifestation de la vie.

L'idéogramme T'ai Yi représente donc, symboliquement, le principe suprême de la vie, la première impulsion vitale et, par extension, *le principe premier de tout ce qui existe* : on peut y voir l'idée de

Dieu-Créateur, de verbe créateur, de logo.

♦ **Tao**

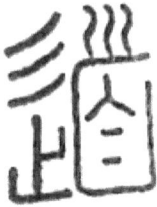

L'idéogramme Tao (d'où dérive le mot taoïsme) est la pensée de T'ai Yi, du logo créateur.

Nous pouvons voir, à droite de la figure, une tête, avec un visage, et cette tête pense, émettant une triple radiation qui peut s'identifier comme étant la manifestation, assortie de son essence Tsing (la qualité des choses, ce qui ne se mesure pas et persiste dans le temps) et de sa substance Hsing (la forme des choses, ce qui laisse des traces visibles).

A gauche, un pied (en bas de la figure) laisse des traces de son passage (en haut) : c'est une allusion aux signes visibles que le Tao accorde à l'homme qui, par-là, peut et doit l'identifier ou le reconnaître.

Tao est donc *la pensée créatrice du T'ai Yi,* reconnaissable, par l'être humain, à certains signes.

Dans le Yi-King de Richard Whilhelm, nous avons des citations comme : " Ce qui doit faire apparaître tantôt l'obscur et tantôt le lumineux est la VOIE ". Le terme " Voie " est une autre manière de ressentir ce qu'est le Tao (mais un livre ne suffirait pas à faire ressentir ce qu'est réellement et complètement le Tao). Comme il y a une notion de signes reconnaissables on peut, à mon avis, l'associer à un cheminement personnel, un sens que l'on donne à sa vie, une direction.

Richard Whilhelm (qui était infirmier) précise dans les commentaires du texte du Yi-King : " La VOIE dans sa manifestation apparaît à chacun, suivant son propre mode. L'homme actif, pour qui la bonté et l'amour des hommes sont la réalité suprême, découvre cette VOIE des phénomènes de l'univers et la nomme amour suprême : " Dieu est l'amour ". L'homme contemplatif, pour qui la sagesse paisible est la réalité suprême, découvre cette VOIE des phénomènes de l'univers et la nomme suprême sagesse. Le peuple vulgaire vit au jour le jour, sans cesse porté et nourri par cette VOIE, mais il ne sait rien d'elle ; il ne voit que ce qu'il a devant les yeux. Car cette nature du sage qui aperçoit non seulement les choses mais la VOIE des choses est rare. La VOIE de l'univers est, certes, bonté et sagesse, mais elle est également, selon son essence la plus intime, au-delà de la bonté et de la sagesse ".

☯ le Tao Yin

Le Chi Kong s'est très longtemps appelé Tao Yin (ou Dao Yin en japonais). Il existe d'ailleurs encore aujourd'hui des écoles de Chi Kong qui se font appeler Tao Yin (souvent, il s'agit de Chi Kong assis avec de nombreux auto-massages).
Le Tao Yin comprend un ensemble de techniques dans une discipline donnée, permettant à un être humain sincère d'exprimer le Tao. Tao ou Dao c'est la voie et Yin est en relation avec la douceur. Il y avait la voie du guerrier, du samouraï; il y avait également une autre voie que l'on a appelé Tao Yin et qui est reliée à la non-violence.

Tao a également été traduit par Sens, c'est à dire le sens que l'on donne vis-à-vis de la vie.

Chi Kong est, en fait, un terme qui a été assez peu utilisé dans la tradition chinoise, jusqu'à ce que dans les années 1950, le professeur Liu Gui Zhen du centre médical de Bei Dai He l'utilise pour désigner l'ensemble des méthodes et techniques énergétiques liées et appliquées à la santé. Chi Kong est donc un mot assez récent.

Aujourd'hui, le Tao Yin est un terme utilisé, essentiellement, pour désigner les enchaînements qui mettent l'accent sur le mouvement afin d'agir sur l'énergie dans le corps humain.

Ce que l'on appelle le Shi Zi Dao Yin correspond, par exemple, à l'expression du Tao par les postures, les mouvements, c'est à dire en utilisant les ressources du Chi Kong et des auto-massages.

Ce qu'il faut retenir, c'est que le Tao Yin comprend un certain nombre de techniques dans une discipline donnée, permettant à un être humain sincère d'exprimer le Tao.

Comme nous l'avons évoqué, le Tao est la pensée de l'intelligence en œuvre dans la nature (le T'ai Yi), de ce que d'autres appellent le logo créateur.

Le Tao Yin correspond à ce que peut mettre en œuvre un être humain pour exprimer sur terre des idéaux et des actions en relation avec le Tao. Il peut le faire à travers une voie comme le Chi Kong mais cela peut également s'exprimer, par exemple, dans la musique, dans les arts.

En ce qui nous concerne, cela correspond, d'ailleurs, à ce que nous appelons le *Tao Yin de l'Énergie apprivoisée* dans lequel nous avons regroupé, en un tout harmonieux, le Chi Kong, les auto-massages, le Do In, les étirements doux du Shiatsu traditionnel et les séances individuelles de Shiatsu Yin (toucher doux et énergétique / sans pression forte).

☯ les méridiens

La notion de méridien est un concept clé de la médecine orientale. Depuis de nombreuses années, les médecins acupuncteurs connaissent la structure électrique (ou bio-électronique) des points d'acupuncture.

La médecine traditionnelle chinoise considère que les méridiens sont des trajets répartis dans le corps humain, associés à un organe (reins, cœur, foie, rate, poumons) ou un viscère (vésicule biliaire, gros intestin, vessie, intestin grêle, estomac) et donc à une fonction qui a pour but de protéger le corps.

Les douze méridiens principaux (ou classiques) sont divisés en six paires de méridiens yin et six paires de méridiens yang. Ils sont bilatéraux, c'est-à-dire qu'ils se situent de chaque côté du corps. Sur le trajet de chaque méridien, il existe des points par lesquels il est possible d'agir sur le méridien afin de faciliter la libre circulation de l'énergie.

En médecine traditionnelle chinoise, il existe, outre ces méridiens principaux, huit méridiens dits " extraordinaires ".

Ces huit méridiens supplémentaires contrôlent l'activité des méridiens classiques. Ils jouent le rôle de réservoir d'énergie vis-à-vis des méridiens principaux que l'on peut alors comparer à des cours d'eau. Cela signifie également que les méridiens extraordinaires peuvent à la fois absorber l'énergie des méridiens principaux et leur restituer cette même énergie lorsqu'ils en ont besoin. Ils sont, de plus, en relation avec l'énergie prénatale.

Le 14 avril 2005, trois chercheurs allemands de l'Institut international de biophysique ont réussi, pour la première fois, à photographier des méridiens grâce à une caméra thermographique à rayonnement infrarouge. Ce qui a été photographié correspond au trajet du méridien de la fonction vessie stimulé par une source de chaleur. La procédure consiste à utiliser la moxibustion sur la partie du corps que l'on désire observer et photographier : cela permet de faire apparaître le trajet du méridien concerné sous la lentille de la caméra thermographique.

La moxibustion consiste à réchauffer un point d'acupuncture à l'aide d'un moxa (équivalent à un gros cigare allumé). La présence d'une source de chaleur (en utilisant la moxibustion) sur un point d'acupuncture situé dans le dos le long du méridien de la vessie stimule ce méridien.

Selon ces chercheurs, les images ainsi obtenues confirment l'existence des méridiens d'acupuncture : cette découverte ouvre de nouvelles perspectives quant à notre compréhension de l'organisme humain. Pour l'instant, aucun autre laboratoire n'a réalisé cette expérimentation. Il faut au moins deux laboratoires indépendants avec un appareillage différent pour que la science s'y intérese. On ne connait pas encore la nature propre à un méridien. Retenons, cependant, que les méridiens sont associés à un processus infrarouge dans l'organisme.

Indépendamment du méridien associé à l'infrarouge, sous une forme plus physique, l'étude expérimentale des muscles a fait apparaître des trajets spécifiques. Au nombre de douze, les méridiens dits tendino-musculaires ont pour fonction de spécifier l'aspect dynamique du corps, c'est-à-dire la motilité du corps. Ils sont les principales commandes des systèmes musculo-tendineux des régions qu'ils contrôlent. Ils rendent les quatre membres solidaires du tronc. On décrit un trajet pour chaque méridien (ou ligne) tendino-musculaire. En Chi Kong, on peut les étirer et agir ainsi de façon indirecte sur les organes associés aux méridiens.

Il existe des relations entre les fonctions essentielles du corps humain et un ou plusieurs méridiens. De façon synthétique, vous trouverez ci-après quelques unes de ces relations.

➢ **Fonction respiratoire** : le méridien poumon
Dans l'approche de l'acupuncture, le méridien des poumons "abrite" l'âme corporelle Po qui nous permet d'appréhender la réalité par l'expérience directe du présent.

L'âme corporelle est étroitement liée au corps physique : on pourrait l'envisager en tant qu'expression de l'aspect somatique de l'âme. L'âme corporelle est pour les chinois la manifestation même du souffle de la vie. Sur le plan émotionnel, l'âme corporelle est directement affectée par des émotions telles que la tristesse ou le chagrin. Pour Gustave Jung, l'âme corporelle Po est reliée à l'inconscient des hommes. Po est également associé aux automatismes dans le corps.

➢ **Fonction circulatoire** : les méridiens du cœur et du constricteur du cœur.
Le méridien du constricteur du cœur est associé au péricarde, c'est-à-dire à l'enveloppe externe du cœur (comme un sac qui contient le cœur). C'est un véritable garde du corps qui protège le cœur contre les agressions extérieures et au niveau psychologique sa fonction est également de protéger l'individu contre les traumatismes émotionnels ayant une action sur le cœur. Le méridien du cœur est associé à la circulation sanguine et aux émotions. Dans l'approche de l'acupuncture, il symbolise l'âme dans toute sa pureté.

➢ **Fonction digestive** : les méridiens de l'estomac, de la rate et du pancréas.
Le méridien rate-pancréas est relié, en acupuncture, au tissu conjonctif. Il permet de trouver son centre, son harmonie.
Il est relié au Yi, à la plénitude. Un manque d'énergie ou un trop plein d'énergie aura une action sur l'harmonie de la personne : par exemple, le baby blues après l'accouchement est associé à la rate. En excès, la personne risque d'avoir des idées négatives (etc.) qui "tournent" trop dans sa tête (action du corps sur le cerveau). De la même façon, l'excès de sucre

qui agit négativement sur la rate, peut avoir une action identique sur le cerveau. L'excès de soucis, de stress, le manque de stabilité peuvent jouer sur le cerveau et "dérégler" la rate (action du cerveau sur le corps). Ce sont les idées, les idéaux qui ont une action positive sur le méridien de la rate.

➢ **Fonction d'élimination** : les méridiens du gros intestin et de la vessie.

Le gros intestin excrète les déchets solides après avoir absorbé les fluides. Il est associé en acupuncture, au deuil non fait : toute sorte de deuils, réels mais aussi les abandons, le fait de ne pas tourner la page, etc. Le méridien de l'intestin grêle est associé avec la capacité de faire des tris soit au niveau de la fin du processus digestif, soit au niveau psychologique (ce qui est important et ce qui l'est moins).

La vessie stocke et élimine les " eaux usées ". En acupuncture le méridien vessie est également relié au système nerveux.

➢ **Fonction psychique** : les méridiens du cœur et du foie.

L'esprit (Shen, en chinois) est associé au cœur. Dans ce sens, il n'est pas seulement associé au cœur, mais il englobe tous les phénomènes émotionnels, mentaux et spirituels associés à tous les autres organes (de nature yin). Il englobe les " âmes " (faute d'une traduction plus correcte et l'occident n'ayant pas ce genre de concept). L' âme éthérée (Hun) est associée au méridien du foie qui est en relation avec le corps dit éthérique. Il correspond assez globalement à notre concept occidental " d'âme ". Pour les sages chinois, l'âme éthérée (Hun) influence notre faculté à organiser notre vie et à lui trouver un sens. Le méridien foie contribue à la circulation harmonieuse de l'énergie à l'intérieur du corps. En acupuncture, le méridien du foie est associé avec les capacités d'entreprendre, de construire des projets. En excès, il est associé aux colères explosives. Pour Gustave Jung, le méridien du foie (Hun) est relié à l'inconscient des femmes.

☯ Saisons chinoises et cinq éléments

Le système dit des cinq éléments correspond, en fait, à un classement. Elément est d'ailleurs mal traduit, il est préférable d'utiliser le terme mouvement. Wou Hing (les cinq éléments, c'est à dire les cinq mouvements), d'après le sinologue Jacques Lavier, veut dire les cinq potentiels, avec l'idée que Hing signifie à la fois   " agir " et " diriger ".

Wou Hing désigne les mouvements primordiaux de l'énergie qui sont :

a) la naissance et la croissance (équinoxe de printemps) / élément associé: le Bois,

b) la culmination active (solstice d'été) / élément associé : le feu,

c) le centre (une sorte de pivot qui joue le rôle d'une

référence pour évaluer la variation), l'harmonie et l'équilibre en se centrant / élément associé : la terre,

d) la récolte en relation avec l'équinoxe d'automne / élément associé : le métal,

e) le repos avant que la graine ne grandisse, le "vide" d'énergie (le solstice d'hiver) / élément associé : l'eau,

f) l'équilibre entre les culminations actives et inactives (entre l'été et l'hiver, entre midi et minuit, entre l'eau et le Feu.

Il y a cinq potentiels, cinq "niveaux", cinq mouvements que l'on appelle aujourd'hui "éléments". Le sage chinois s'ingénie à répertorier les correspondances et à les classer en fonction de ce canevas saisonnier, énergétique (pour l'acupuncteur, pour le praticien Shiatsu).

À chacun de ces éléments sont associés une saison, une couleur, un type de climat, des méridiens, un état psychique, un organe des sens, une odeur, une saveur, etc.

Nous avons :

> - le métal, l'automne et le méridien de la fonction des poumons,
> - l'eau, l'hiver et le méridien de la fonction des reins,
> - le bois, le printemps et le méridien de la fonction du foie,
> - le feu, l'été et le méridien de la fonction du cœur,

- la terre et la cinquième saison (fin de l'été).

La cinquième " saison ", liée à l'élément Terre, s'intercale, en fait, à chaque changement de saison durant 18 jours (9 jours avant la fin d'une saison, 9 jours après le début de la nouvelle saison).
Nous avons donc :

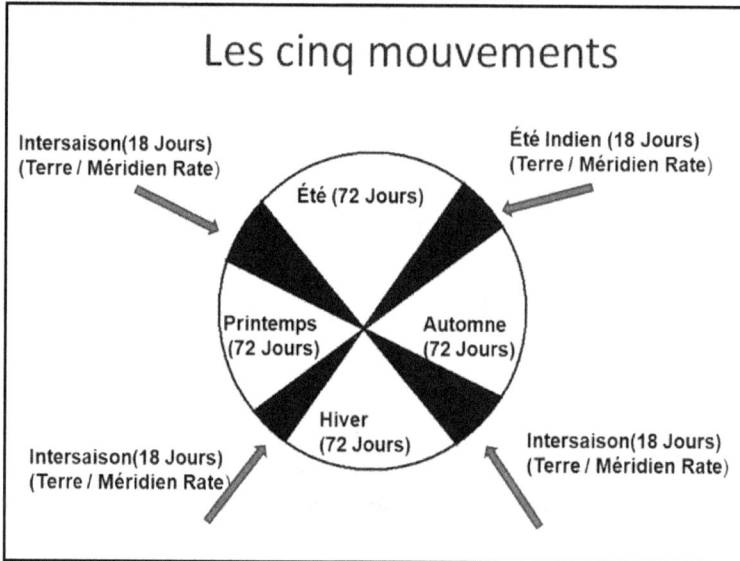

Les cinq mouvements

Intersaison(18 Jours)
(Terre / Méridien Rate)

Été Indien (18 Jours)
(Terre / Méridien Rate)

Été (72 Jours)

Printemps
(72 Jours)

Automne
(72 Jours)

Hiver
(72 Jours)

Intersaison(18 Jours)
(Terre / Méridien Rate)

Intersaison(18 Jours)
(Terre / Méridien Rate)

Pour être en bonne santé, pour économiser sa réserve d'énergie, la sagesse chinoise nous indique qu'il faut vivre en accord avec les saisons.

Il s'agit ici de saisons chinoises (c'est-à-dire 45 jours avant et 45 jours après les équinoxes et les solstices). Le tableau ci-après récapitule les dates associées aux différentes saisons chinoises.

Saison Chinoise	Date approximative (dépend de l'année)	Énergie propre à la saison. Méridien de la fonction de l'organe
Début du printemps (chinois)	4 ou 5 février	Foie
Équinoxe de printemps	20 ou 21 mars	Foie
Début de l'été (chinois)	6 ou 7 mai	Cœur
Solstice d'été	21 ou 22 juin	Cœur
Début de l'automne (chinois)	8 ou 9 août	Poumon
Début de l'hiver (chinois)	7 ou 8 novembre	Rein
Solstice d'hiver	21, 22 ou 23 décembre	Rein
cinquième " saison "	9 jours avant le début ou la fin d'une saison	Rate / Pancréas

La saison en cours (dite saison mère) " nourrit " la saison suivante et ainsi de suite. Par exemple, le Bois (méridien de la fonction du foie) nourrit le Feu (méridien de la fonction cœur).

En Chi Kong, pour avoir une action préventive sur un organe, vous pouvez pratiquer spécifiquement des mouvements pour l'organe de la saison suivante (exemple : au printemps, le fait de faire des mouvements reliés au méridien du foie aura une action positive et préventive sur le méridien de la fonction du cœur).

Chaque méridien étant associé à une saison, en acupuncture il est "normal" ou logique que le foie ou la vésicule biliaire présente un excès d'énergie au printemps. Une personne ayant un excès d'énergie dans le foie doit alors se méfier du printemps qui risque d'accentuer cet excès. Par contre, une autre personne, sujette à des insuffisances hépatiques pourra se trouver soulagée au printemps.

Dans le modèle des cinq mouvements, la saison située deux saisons après la saison mère est " contrôlée " par celle-ci, par exemple, l'Eau (les reins) contrôle le Feu (le cœur).

Il en résulte que :

- le méridien de la fonction des reins a une action positive sur le méridien du cœur,
- le méridien du cœur a une action positive sur le méridien des poumons,
- le méridien des poumons a une action positive sur le méridien du foie,

- le méridien du foie a une action positive sur le méridien de la rate,
- le méridien de la rate a une action positive sur le méridien des reins.

En Chi Kong, pour avoir une action dans une saison donnée, il faut travailler le méridien de la saison située deux saisons avant. En été, par exemple, pour aider le méridien cœur, il est conseillé de faire des mouvements associés aux méridiens de la fonction des reins.

Vous pouvez ajouter un mouvement de Chi Kong associé au méridien de la fonction rate-pancréas. En effet, les mouvements associés au méridien rate permettent de se centrer dans n'importe quelle saison : le mouvement de Chi Kong " caresser les nuages " est associé à l'élément rate.

➢ **Les trois foyers**

Les trois foyers (ou trois tantiens) assurent la transformation de l'air et des aliments en énergies nécessaires à la vie de l'être humain. Ils se répartissent au niveau de trois parties différentes de l'organisme, un méridien porte également son nom.

Ces trois foyers sont symbolisés par une marmite à trois étages : pour que la cuisson soit correcte, il faut que ces trois niveaux fonctionnent correctement.

Nous avons :

1) Le foyer supérieur (tantien supérieur)

Il est situé dans la cage thoracique au-dessus du diaphragme. Il comprend les poumons et le cœur. Il élabore et distribue l'énergie tout en assurant la qualité de la respiration; il distribue l'énergie dans chacun des foyers, puis dans les organes et les méridiens. Le cerveau, en Chi Kong, est également associé au foyer supérieur.

2) Le foyer médian (tantien médian)

Il est situé entre le diaphragme et une "ligne" horizontale passant au niveau du nombril. Il comprend le foie, la vésicule biliaire, l'estomac, la rate et également l'intestin grêle. Il assure la transformation de l'énergie des aliments directement associée à la qualité de la nutrition.

3) Le foyer inférieur (tantien inférieur)

Il est situé au niveau du bas-ventre entre le nombril et le pubis. Il comprend les reins, la vessie, le gros intestin ainsi que les glandes endocrines (ovaires ou testicules, surrénales). Il élimine les aliments, conserve et diffuse l'énergie dite ancestrale. En acupuncture cette énergie ancestrale est déterminée à la naissance et dépend des ancêtres. La pratique du Chi Kong permet d'augmenter cette énergie ou de la maintenir stable en fonction du vieillissement.

Le hara est associé au foyer inférieur.

L'empereur demanda : " comment peut-on obtenir une atmosphère tranquille ? ". Ch'i Po répondit : " en évitant de transgresser les lois de la nature. " Nei Ching

Sans être complètement exhaustif, cette deuxième partie va vous présenter les potentialités du Chi Kong et nous espérons que sa lecture donnera envie au lecteur de se mettre à pratiquer. Il nous paraît important d'ajouter que nous avons testé cette approche pendant de nombreuses années et que nous pratiquons les mouvements qui vont être présentés dans les pages qui suivent.

Chi Kong en 18 mouvements

☯ Avertissement

◆ Le Chi Kong préserve la santé mais nécessite, cependant, une pratique régulière et constante pour obtenir des résultats concrets et palpables sur le corps humain. Cela veut dire qu'en cas de maladie chronique, il convient de pratiquer, à minima, une heure par jour si l'on souhaite réduire progressivement les symptômes.

◆ Afin de ne pas alourdir inutilement cet ouvrage, vous trouverez en annexe N°1 des photos et un texte explicatif sur les vertus de chaque mouvement. Les mouvements paraissent simples en apparence. Outre l'aspect corporel, il faut être présent à ce que vous faites. Le mental est comme un spectateur qui observe sans juger la qualité du mouvement et, du moins au début, les éventuelles tensions des muscles (épaules par exemple), le poids du corps sous les pieds, etc. Cette attitude intérieure permet au cerveau de retrouver toutes les possibilités du corps et de modifier progressivement les schémas corporels erronés.

Les mouvements N°3 et 8 sont assez difficiles (surtout le troisième, par suite de la manière de détendre le corps en partant de la zone périnée).

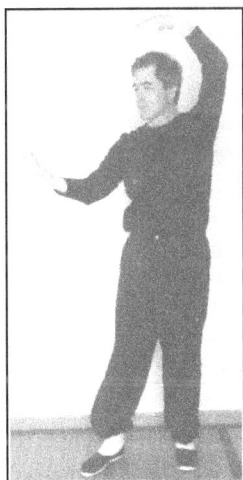

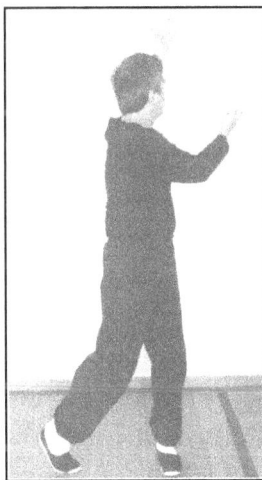

Les mouvements N°5 et 10 sont également assez difficiles pour un débutant (par suite du déplacement du bassin).

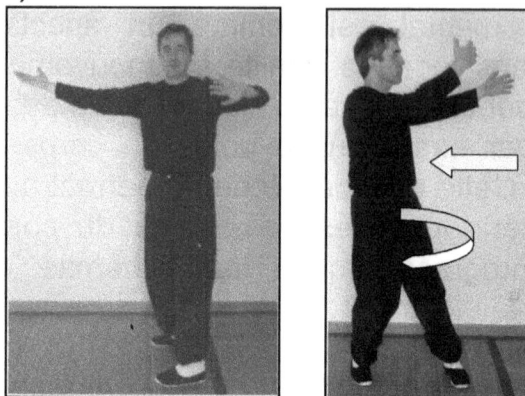

☯ 1 - Prévention et protection de la santé en utilisant les 18 mouvements

Comme nous l'avons vu, le Chi Kong est un art de régulation énergétique utilisant l'expression corporelle. Son but essentiel n'est pas d'offrir un spectacle esthétique ni d'obtenir une haute technicité (bien qu'il faille comprendre la " mécanique " subtile des mouvements pour pouvoir la reproduire). Ces deux manifestations (esthétique et technicité corporelle) peuvent bien sûr se manifester comme un effet (et non comme un objectif) d'un mouvement bien réalisé. Le Chi Kong n'est pas qu'une suite d'exercices corporels, qu'une simple gymnastique. Il a été associé, il y a près de 4000 ans, à la médecine chinoise. Le Chi Kong engage la personne en recourant à la créativité de son esprit, à centrer sa conscience et à manifester son Shen[2], tout en ayant une intention (Yi) dirigée. Les respirations et les mouvements, tout en respectant l'anatomie du corps, agissent sur le corps et les méridiens. Le Chi Kong constitue, en fait, une invitation concrète à harmoniser et à équilibrer l'être tout entier.

La pratique régulière des 18 mouvements (l'enchaînement complet) permet d'agir, de façon globale (prévention, éviter à la maladie de se propager trop rapidement) :

    - sur les maladies du cœur,
    - sur le diabète (en y associant la marche),
    - sur les articulations et le dos.

Il est également possible de faire les mouvements de façon isolée (ou en en sélectionnant plusieurs ayant des vertus complémentaires). Il faut alors les répéter plusieurs fois. Quand cela est nécessaire, nous avons ajouté la pratique de l'arbre afin d'améliorer les effets des postures du Chi Kong en 18 mouvements.
→ Pour une utilisation spécifique, il est conseillé de faire régulièrement 50 à 100 fois de suite les mouvements qui suivent (qui font partie de l'enchaînement des 18 mouvements) et qui ont une action spécifique.
→ Les informations qui suivent permettent de ralentir progressivement les symptômes négatifs. Ils résultent des travaux de Liu Dong. Quoi qu'il en soit ne

---

[2] Le Shen, dans l'approche orientale, est en relation avec l'âme et par voie de conséquence tout ce qui est élevé pour un être humain.

modifiez par votre éventuel traitement sans un avis médical.

➔ N'oubliez pas qu'en annexe nous avons décrit chacun des mouvements avec leurs actions positives sur l'organisme.

• **Hypertension** : mouvements N°1 ("ouverture et régularisation de la respiration") suivi du mouvement N°18 ("régulariser le Chi"), passez graduellement de 20 mouvements à, si possible, 100. Ajoutez, également, des séances de Chi Kong allongé pour se relaxer et se détendre.

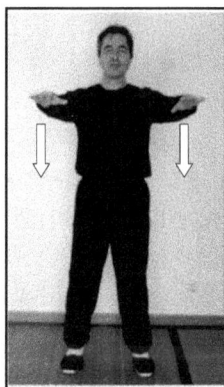 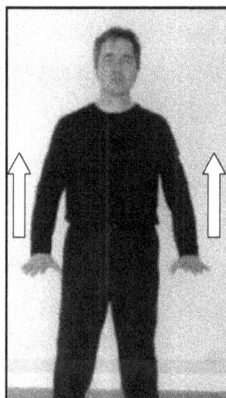

+

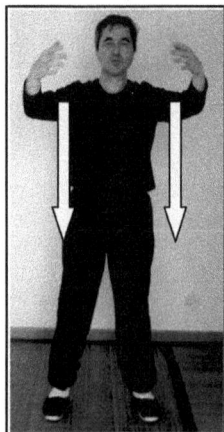 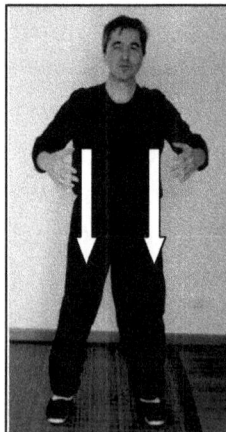

◆ **Problèmes cardio-vasculaires** : pratiquez tous les jours les 18 mouvements, le travail sur le hara, y ajouter, suivant la pathologie, des Chi Kong plus simples (mouvements réalisés assis sur un lit). Pratiquez, pendant au moins 15 minutes, l'arbre avec les mains faces vers le haut et au niveau du hara, le majeur de chaque doigt se touchant (connexion du méridien constricteur du cœur des deux bras).

◆ **Diabètes** : privilégiez le Chi Kong allongé ; pratiquez progressivement et sans forcer les 18 mouvements, la posture de l'arbre (5 minutes par jour) et les auto-massages du cou. Ne pas faire de Chi Kong après avoir pris les médicaments, ni à onze heures du matin. Les mouvements doivent être très doux et assez lents ; il est également conseillé de pratiquer deux cent pas de la marche chinoise (déroulé complet au niveau du dessous du pied). En cas de crise importante, arrêtez la pratique du Chi Kong.

◆ **Tuberculose** : mouvements N°2 "déployer les ailes", mouvements N°13 "le pigeon volant qui déploie ses ailes", mouvements N°15 "le vol de la grande oie sauvage".

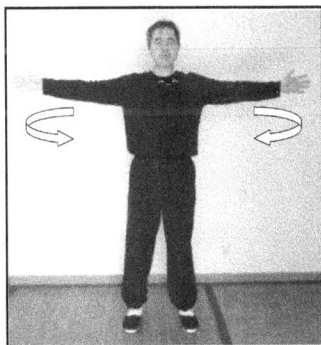

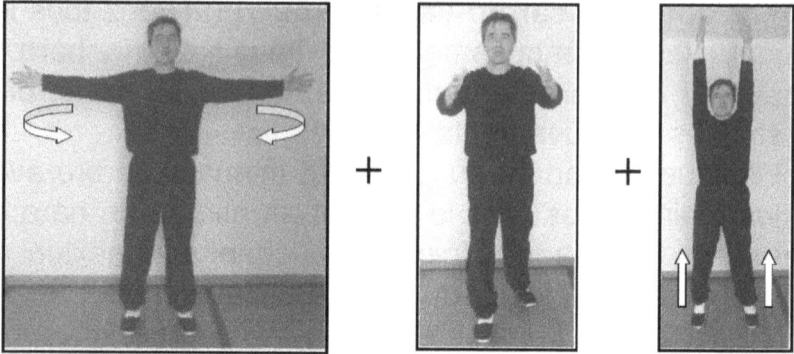

• **Coliques néphrétiques** : mouvements N°1 "ouverture et régularisation de la respiration", mouvements N°3 "agiter l'arc-en-ciel", mouvements N°11 "draguer la mer à gauche et à droite tout en regardant le ciel".

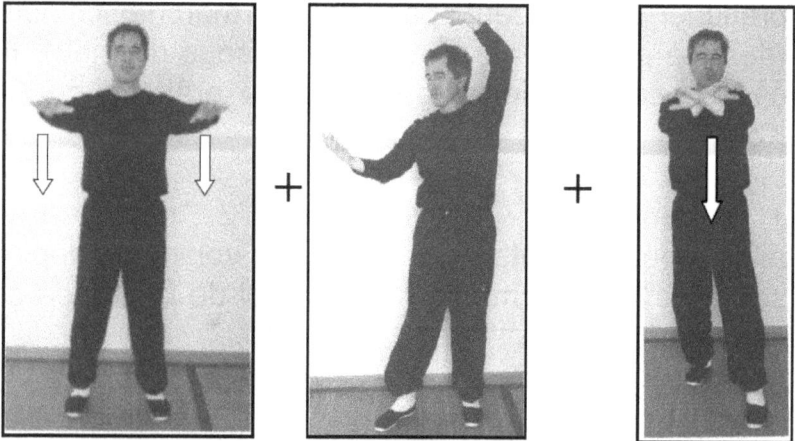

• **Ulcérations et ulcères** : mouvements N°5 "rester en station fixe et créer un bouclier avec les Bras", mouvements N°10 "se tenir à califourchon et onduler les mains comme des nuages caresser les nuages". L'ulcère est une maladie qui se manifeste au moment des changements de saison (surtout au printemps et en automne) : il est conseillé de faire du préventif grâce au shiatsu avant ses ruptures de saison.

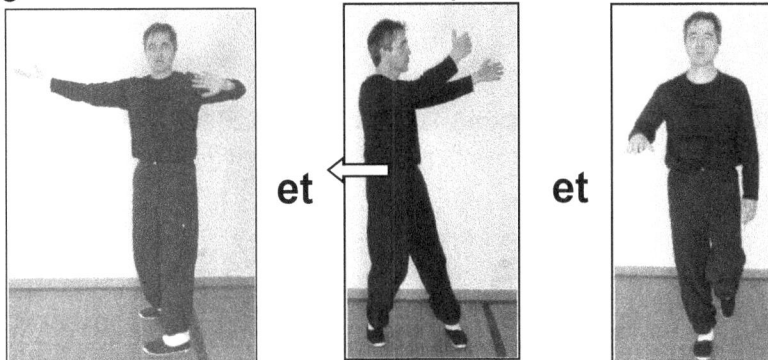

• **Asthme** : l'asthme est relié à une moisissure qui peut se traiter en homéopathie. Il est conseillé de relancer le système immunitaire. Pour certaines personnes, le mauvais positionnement du bassin agit à distance (torsion) au niveau du thorax. Mouvements N°10 "se tenir à califourchon et onduler les mains comme des nuages ; caresser les nuages" Mouvements N°12 "pousser et renforcer les vagues à droite", Mouvements N°17 "piétiner et faire rebondir le ballon".

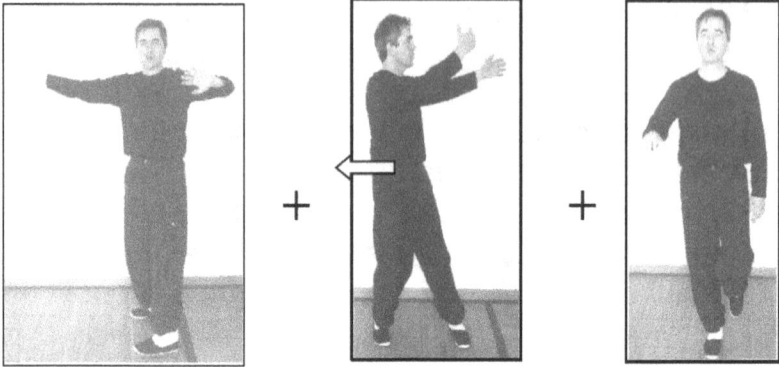

• **Neurasthénie** : après avoir fait, pendant 5 minutes, des exercices de Wai Dan Chi Kong (contractions et détentes des muscles des bras et des jambes / action sur les méridiens tendino-musculaires), pratiquez les 18 mouvements. Deux fois par jour, l'arbre pendant 10 à 20 minutes (mains au niveau du tantien médian et paumes dirigées vers le bas, puis au niveau du tantien supérieur mains toujours dirigées vers le bas) avec l'objectif de ressentir la chaleur dans tout le corps.

• **Obésité** : pratiquez les 18 mouvements, l'arbre pendant 5 à 20 minutes (mains au niveau tantien (trois foyers) médian et paumes dirigées vers le bas) ; par ailleurs, il est important de muscler la sangle abdominale.

• **Coup de froid** : pratiquer, de préférence en préventif, l'arbre pendant 5 à 20 minutes (mains au niveau tantien inférieur, puis tantien médian et paumes dirigées vers le bas ; d'autres exercices de la famille de l'arbre peuvent être pratiqués).

◆ **Périarthrite de l'épaule** : pratiquez vingt fois de suite les mouvements N°1 "ouverture et régularisation de la respiration", mouvements N°2 "déployer les ailes", mouvements N°3 "agiter l'arc-en-ciel", mouvements N°4 "écarter les nuages en balançant les bras", mouvements N°6 "canotage au centre du lac", mouvements N°9 "tourner les lombes et pousser les paumes", mouvements N°14 "étendre les bras et donner un coup de poing", mouvements N°16 "le volant (à gauche et à droite)".

◆ **Douleurs dans le bas du dos** : concentration du mental sur Yao yang guan (entre la 4ième et la 5ième lombaire) ; les 18 mouvements ; pour ceux dont le bassin n'est pas assez souple, il est préférable de pratiquer, à minima, les mouvements N°9 à N°16 inclus ; l'arbre en position debout ou assise les deux mains jointes l'une sur l'autre (connexion de Laogong); autant que ce peut le malade ne doit pas s'allonger de façon permanente.

◆ **Douleurs dans les jambes** : concentration du mental sur Yao yang guan (entre 4ième et 5ième lombaire), les 18 mouvements ou commencez progressivement avec les mouvements N°1, N°11, N°12, N°13, N°15, N°17 et N°18 ; l'arbre en position assise, les deux mains jointes l'une sur l'autre (connexion de Laogong) ; autant que ce peut le malade ne doit pas s'allonger de façon permanente.

• **Hernie discale** (en prévention, jamais pendant une crise) : pratiquez vingt à trente fois les mouvements N°8 "tourner le corps pour regarder la lune", mouvements N°11 "draguer la mer à gauche et à droite tout en regardant le ciel", mouvements N°12 : "pousser et renforcer les vagues à droite".

• **Lombalgies chroniques**
Les lombalgies chroniques réagissent très bien à la pratique du Chi Kong. Les mouvements, pratiqués régulièrement, ont un effet tonificateur sur les muscles lombaires. Ils permettent également l'assouplissement progressif des charnières dorso-lombaires, lombo-sacrées et iliaques par suite de leurs aspects "mécaniques". Cependant l'originalité du Chi Kong et sans doute une des raisons de son efficacité, est d'agir sur le Chi du corps et en particulier le Chi des reins dont la faiblesse prédispose aux douleurs lombaires.

Les exercices préconisés pour la prévention du dos sont :

✓ Les exercices statiques "position d'embrasser l'arbre" ou de la famille de l'arbre (zhan zhuang),
✓ Les 18 mouvements,
✓ Pour ceux dont le bassin n'est pas assez souple et pour éviter les découragements du débutant, il est préférable de pratiquer les mouvements N°9 à N°16 inclus.

✓ Le docteur Yves Requena recommande les exercices privilégiant l'étirement des méridiens Reins et Vessie et les mouvements d'ondulation de la colonne vertébrale (que l'on trouve, par exemple, dans le Chi Kong de la femme, développé par Mme Liu Yia Fei).

◆ **Spondylarthrite ankylosante** : pratiquez en dehors des crises et une heure par jour, les 18 mouvements. Les crises vont s'espacer dans le temps comme nous l'avons constaté avec plusieurs élèves. Il convient de pratiquer toute sa vie par suite de la nature de cette maladie. En hiver, les personnes pratiquant, en général moins, il est fortement conseillé de recevoir des séances individuelles de shiatsu yin (c'est à dire sans pression forte).

◆ **Fibromialgie** : le Chi Kong en position allongée privilégie le lâcher prise et permet de récupérer de l'énergie (compense les crises d'insomnie propre à cette maladie). Le shiatsu yin donne de très bons résultats. Chi Kong doux et lent pour agir sur le tissu conjonctif. Apprendre à respirer. Pratiquer progressivement les 18 mouvements et, dans un premier temps, l'arbre en position assise.

☯ **2 - Les postures de l'arbre pour la prévention de la Santé**

Wang Xiangzhai (plus connu sous le nom de Yuseng) a créé au milieu des années 1920, le Yiquan (la boxe de l'esprit). C'est dans les années 40 qu'il créa le Dacheng-quan (boxe chinoise dite de l'Eclectisme). Wang Xiangzhai (1885-1963) consacra les dernières années de sa vie à enseigner les exercices de santé en "position du pilier" (les postures statiques de l'Arbre). Grâce à Wang Xiangzhai, ce précieux patrimoine chinois nous a été transmis.

Dans la langue chinoise, "zhan" veut dire "se tenir debout" et "zhuang" signifie "pilier" ou "fondation", d'où "se tenir debout comme un pilier". Plus poétiquement, nous disons, aujourd'hui "se tenir debout comme un arbre". La pratique du zhan zhuang comporte une série de postures en position debout et mise sur la capacité de guérison inhérente à chaque personne. C'est un Chi Kong difficile car il s'agit de rester dans une posture statique pendant quinze, puis trente minutes et, si possible, une heure. La pratique doit être d'une heure par jour pour obtenir des résultats sur des maladies graves.

Les bénéfices des postures de l'arbre pour la santé reposent sur une régénération naturelle du système nerveux et se traduisent par une amélioration de la santé générale, de la force et de l'endurance. Chacun peut, de plus, retirer de cette pratique les bénéfices de la méditation alliés à un renforcement du corps.

Contacté par Mao Zedong, Wang Xiangzhai mit en place, comme nous l'avons vu, un programme de santé incluant les techniques de l'Arbre.

Le texte, ci-après, date des années 1940 et nous pensons qu'il intéressera le lecteur tout en étant, nous l'espérons une source de réflexion.

☯ Théorie et pratique par **Wang Xiangzhai**

"Dans tout domaine de connaissances, l'important est d'unir la théorie et la pratique. Quand on acquiert une théorie, on doit pouvoir la mettre en pratique et quand on pratique un art, on doit connaître sa théorie. Sinon, il s'agirait d'une illusion pure et simple. Les termes "théorie" et "pratique" semblent simples, mais en réalité, ils sont complexes.

Ils ont donné naissance à nombre de propos mensongers et extravagants. Certains ont prétendu que la théorie est plus difficile que la pratique; d'autres affirment le contraire; d'autres encore, déclarent que la théorie est aussi difficile que la pratique; sans compter ceux qui assurent que la théorie et la pratique forment un ensemble indissociable. Tous ces avis sont fondés, pourtant ils restent abstraits et partiels, et ne font pas la lumière sur le sujet.

Il n'y a pas de limites à la connaissance. Aussi ne puis-je pas déterminer l'importance respective de la théorie et de la pratique. Pourtant, je peux affirmer que celui qui est incapable d'expliquer ce qu'il fait ou de faire ce qu'il connaît n'a pas atteint l'unité de la théorie et de la pratique. Sans une théorie correcte, l'on ne pourra jamais pratiquer de façon correcte et sans une pratique correcte, l'on ne pourra jamais avoir des idées justes.

En bref, théorie et pratique se complètent.

Cela est vrai de toutes les disciplines scientifiques et plus particulièrement des arts martiaux. Car dans un combat sans merci, on n'a pas le temps de réfléchir, il n'est pas question de démontrer une théorie.

Pour apprendre un art, il faut avant tout comprendre ses principes et, ensuite, le pratiquer avec persévérance. Si l'on ne comprend pas les principes, on fera fausse route et plus l'on s'exercera, plus fâcheuses en seront les conséquences.

C'est la raison pour laquelle beaucoup de gens qui apprennent un art, lecture ou calligraphie par exemple, ont des débuts prometteurs dans l'enfance, mais stagnent désespérément une fois adultes. On pourrait multiplier les exemples. La cause de ce phénomène réside dans le fait que leurs maîtres n'enseignent pas correctement, et qu'eux-mêmes, au lieu de rechercher inlassablement la vérité, suivent aveuglément les autres, c'est-à-dire qu'ils apprennent ce qu'apprennent les autres et répètent ce qu'ils disent.

Si l'on s'exerce sans résultat, l'on ne pourra se forger sa propre perception intuitive et l'on n'apprendra rien d'utile de toute sa vie. De plus, on aura tendance à croire aux miracles. C'est ainsi que se dilue l'essence d'un apprentissage et que se dérobe la perception intuitive. Quel dommage!

L'intelligence ne représente qu'un facteur favorable dans les études. D'après un ancien proverbe, tous les enfants doivent étudier, qu'ils soient intelligents ou non. Ils doivent comprendre les principes d'une discipline avant de la mettre en pratique afin que l'intérieur et l'extérieur se complètent. Ce n'est qu'à cette condition qu'ils peuvent trouver la voie."

☯ Les postures de base de l'arbre

Ci-après vous trouverez les postures de l'arbre pour la santé (telles que transmises par Wang Xiangzhai). Il en existe d'autres (par exemple pour développer la force dans les arts martiaux). Nous avons explicité pour chacune des postures, ses bienfaits d'après la tradition chinoise. Toutes ces postures nécessitent de décambrer le bassin en gardant le corps complètement détendu.

Wuji

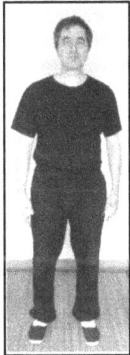

Cette posture de l'arbre (prévention de la santé) est considérée comme du Zen en position debout.
Elle calme le mental. On l'utilise également avant de débuter un enchaînement de Chi Kong.

Fu an Shi

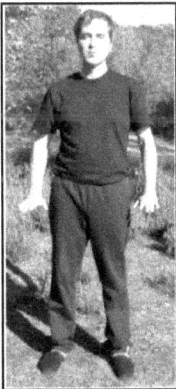

Cette posture de l'arbre (prévention de la santé) est recommandée pour les problèmes d'estomac, les affections gastriques, les ulcérations et les douleurs intercostales.
Cette posture équilibre le Yin, en relation avec les aspects émotionnels du méridien estomac.

Fen Shui : séparer l'eau devant soi

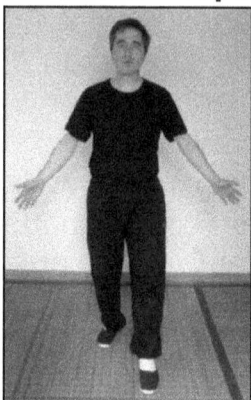

Cette posture de l'arbre pour la prévention de la santé est conseillée pour soigner l'atrophie musculaire et les maladies vasculaires. Cette posture est recommandée pour les nerveux et pour les personnes qui ont des problèmes psychologiques. D'après la tradition chinoise, elle permet de se "yanguiser", dêtre plus yang.

Elle a également une action importante sur les méridiens Yin des deux bras.

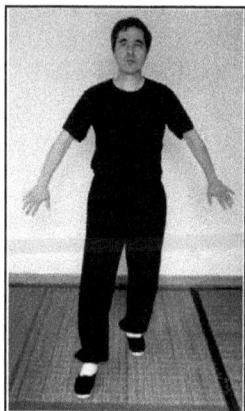

Séparer l'eau derrière soi

Cette posture de l'arbre (prévention de la santé) est recommandée pour soigner l'atrophie musculaire, l'amyosténie et les maladies vasculaires. Elle a les mêmes effets sur la santé que Fen Shui.

Il est conseillé d'alterner avec Fen Shui : séparer l'eau devant soi.

Posture dite de repos

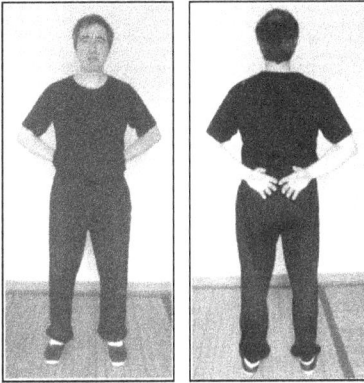

Cette posture de l'arbre (prévention de la santé) est conseillée, d'après la tradition chinoise, pour calmer les angoisses, les nerveux et les personnes qui ont les lombaires bloquées. Cette posture est recommandée pour l'asthénie sexuelle, la fatigue lombaire. Elle a une action importante sur les reins.

Tenir le ballon

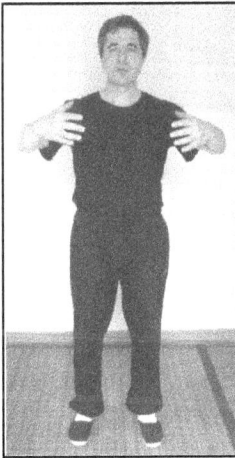

Il faut sentir que le "ballon" fasse une pression vers l'extérieur sur les articulations.

Cette posture de santé est recommandée pour les maladies cardio-vasculaires. Elle préserve la santé, fortifie le corps et l'esprit.

Au niveau de l'intention, il faut mettre en relation le centre des mains (Laogong) avec Shan Zhong (VC 17, vaisseau conception N°17) qui est situé au centre de la zone du plexus du cœur.

C'est probablement, en Europe, la posture de l'arbre la plus connue du grand public (par suite des livres sur le Chi Kong) mais ce n'est pas la plus puissante malgré sa difficulté (ne pas oublier qu'il faut tenir longtemps avec les bras au niveau du plexus du cœur, sans être dans les muscles afin de ne pas contracter inutilement les épaules).

Tenir le ventre / Fu Tuo Shi / Soutenir un ballon

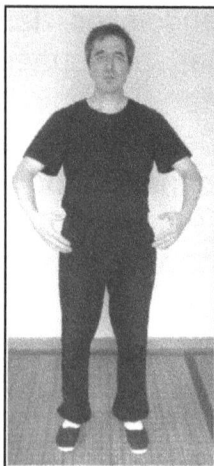

Cette posture de préservation de la santé est recommandée pour les problèmes de gastrite et d'hépatite, les indigestions.

Zhadizhuang

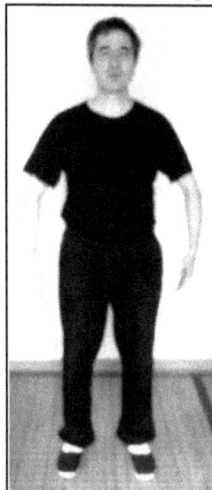

Cette posture de préservation de la santé est recommandée pour les maladies pulmonaires et les trachéites.

Tuo Tui Zhan / Écarter les mains vers l'extérieur.

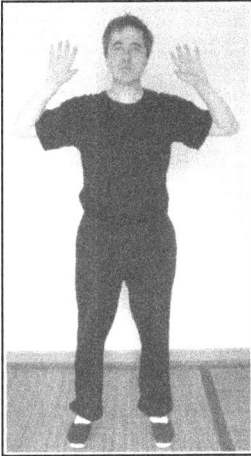

Cette posture de préservation de la santé est recommandée dans le cas de neurasthénie et également de névrose.

Poser les mains sur le tronc d'un arbre

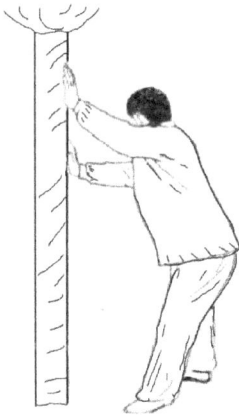

Cette posture de préservation de la santé est recommandée dans les cas de névrose, d'insomnie et de somnolence.
Avancez le pied gauche, main gauche au-dessus de la tête et tournez la tête vers la droite.

☯ Postures de l'arbre recommandées pour débuter

Nous vous conseillons de commencer votre pratique par les postures "tenir le ventre", Zhadizhuang et Wuji:

Tenir le ventre / Fu Tuo Shi

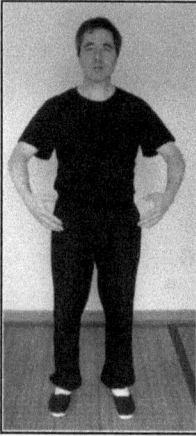

Au niveau de l'intention, il faut mettre en relation le centre des mains (Laogong) avec le Hara. En pratiquant, on ressentira comme une vague, une connexion (comme un "tube" entre chaque main et le hara).

Sourire et imaginer que vous relâchez les sphincters sans le faire réellement.

"Tenir le ventre" en reliant le méridien du constricteur du cœur

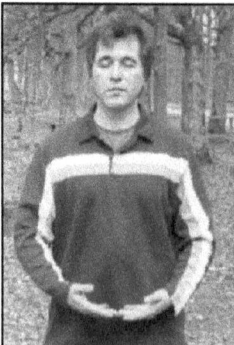

On pourra terminer (ou ne faire que cette posture) en reliant les majeurs et en redirigeant les Laogong vers le hara (la photo a été prise juste avant que les poignets se dirigent vers le bas ventre (vaisseau conception N°6) et que l'on "ouvre" au niveau des coudes.

Zhadizhuang

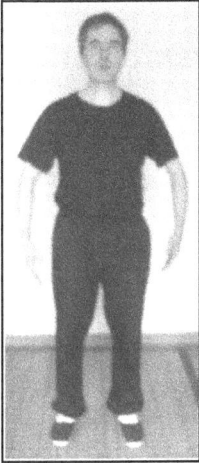

Conservez les épaules bien détendues.
Au niveau de l'intention, la tradition indique
qu'il faut mettre en relation le bout des doigts de chaque main avec le dessous des pieds (point R1).

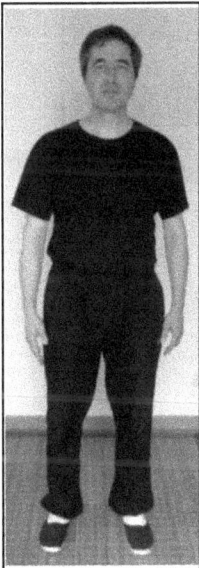

Il est conseillé de terminer en se mettant pendant cinq minutes, par exemple, dans Wuji.

On peut, éventuellement, classer les postures de l'Arbre pour la santé en trois catégories :

☺ Les postures de catégorie N°1 qui renforcent le corps physique

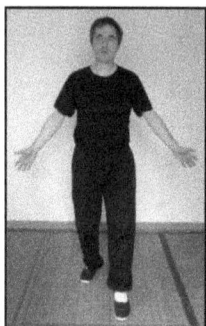

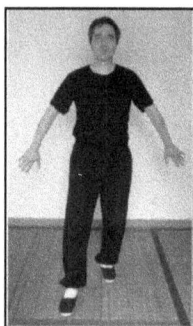

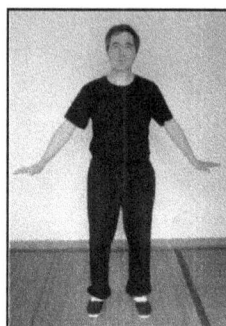

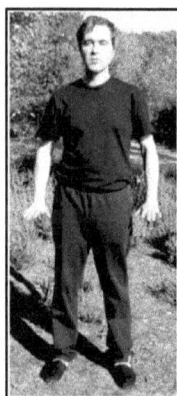

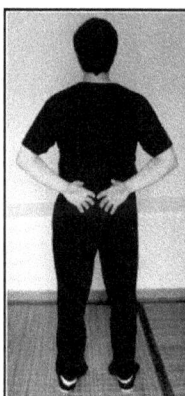

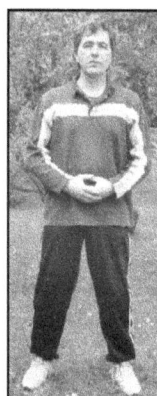

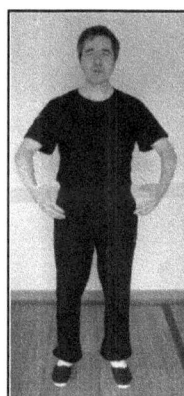

Ces postures, pratiquées correctement, permettent de lever les tensions superficielles, de renforcer le corps physique et de lever les éventuelles tensions physiques. Avec une concentration juste et de la pratique, elles permettent également, nous dit la tradition chinoise, de stocker de l'énergie dans le Hara (tantien inférieur).

☯ Les postures de catégorie N°2 / 2ième Tantien

Cette posture est en relation avec les méridiens du cœur, des poumons et le plexus du cœur. Par suite de la relation avec le méridien de la fonction du cœur, il y a une action positive sur le psychisme ce qui aide le mental.

☯ Les postures de catégorie N°3

Tantien   les 3 Tantiens   les 3 Tantiens
dans la tête (ou 3 foyers)   plus ancrage
(mains et pieds)

☯ Wuji (ou Wu Chi) : la posture de base en Chi Kong

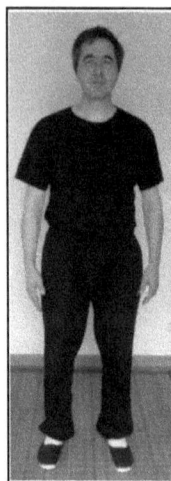

Revenons quelques instants, sur Wuji.
La procédure globale est la suivante.
Il vous faut lâcher et détendre doucement les épaules, le ventre et le bassin. Les mains sont de chaque côté du corps (sur la couture du pantalon).
Puis le pratiquant se met dans le bassin en ayant la sensation de flottement au niveau du coccyx.

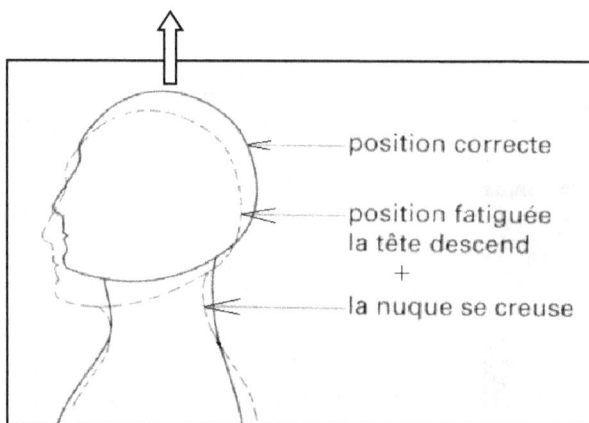

position correcte

position fatiguée
la tête descend
+
la nuque se creuse

Il faut rentrer le menton tout en étirant doucement les cervicales afin d'aligner la tête avec le coccyx.

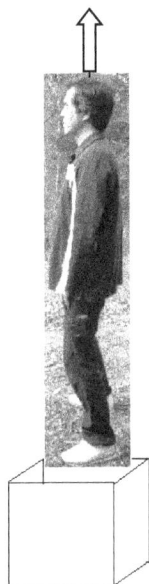

Le pratiquant détend la zone du hara. Il imagine ou visualise une tête suspendue par un fil au niveau de la petite fontanelle.

Le pratiquant imagine, ressent ou visualise que ses pieds sont sur un socle solide et qu'il y a comme des racines qui poussent sous ses pieds.

Le pratiquant vérifie mentalement la bonne verticalité du corps. Il se met dans son hara, la respiration est douce et abdominale.

La bascule du bassin permet de positionner correctement la cinquième lombaire. En effet cette vertèbre est différente de profil, des autres au niveau de la forme (cf. croquis). En plaçant correctement son bassin, la colonne vertébrale va alors reposer sur la cinquième lombaire. En Chi Kong, ce qui est important c'est que le haut de la cinquième lombaire soit horizontale.

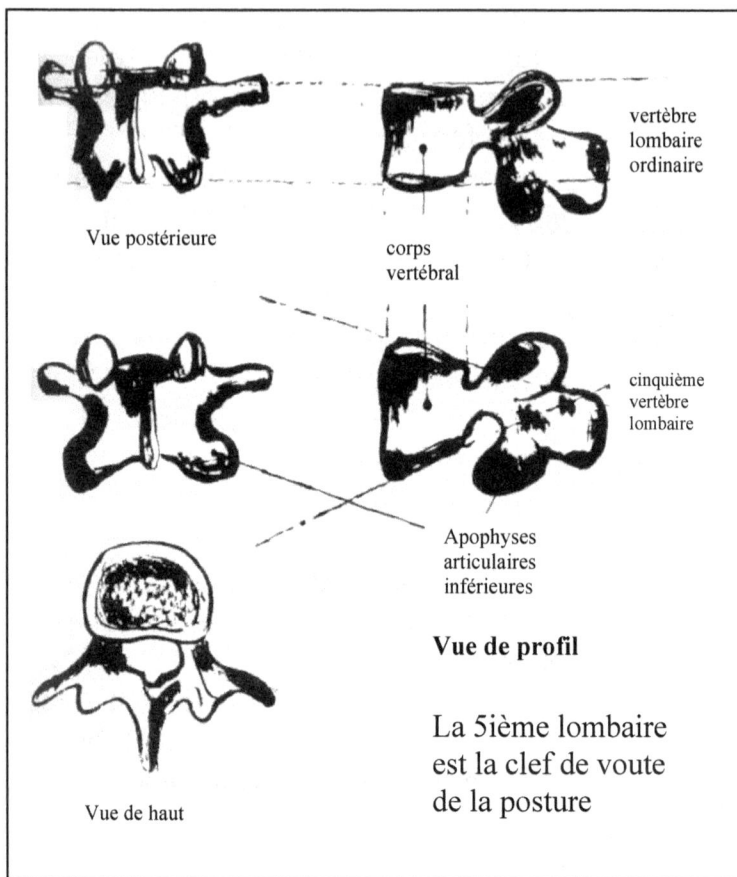

Vue postérieure

corps
vertébral

vertèbre
lombaire
ordinaire

cinquième
vertèbre
lombaire

Apophyses
articulaires
inférieures

Vue de profil

La 5ième lombaire
est la clef de voute
de la posture

Vue de haut

☯ Se relaxer en étant debout ?

Cela peut sembler, du moins au début, difficile, voire impossible, de se relaxer en étant debout. Avec un peu de pratique, vous vous rendrez compte que c'est plus facile que vous ne le pensiez. L'objectif est, bien sûr, d'être détendu debout, assis ou allongé. Votre corps peut être relaxé tout en étant debout car il y a deux sortes de muscles : ceux qui participent à la position verticale et ceux qui n'entrent pas en jeu pour rester en équilibre et être debout. Vous pouvez relaxer tous les muscles du visage, du cuir chevelu, du crâne, du front, des joues, autour des yeux et de la bouche et tous ceux de la mâchoire inférieure. Quelle que soit votre position, vous pouvez toujours relaxer ce groupe de muscles sans perte d'équilibre.

Il y a un autre groupe de muscles qui ne pose pas de difficulté particulière à ceux qui ont l'habitude de se relaxer (sauf peut-être les muscles au niveau du cou et des épaules). Vous pouvez relaxer tous les muscles de vos deux bras, les deux mains. Il est important de se libérer des tensions dans les épaules et le cou. En relaxant les bras, vous devriez, ensuite, ressentir plus facilement la relaxation des épaules.

Analysons, maintenant, comment relaxer les muscles qui participent ou permettent le maintien du corps dans la position verticale. Il y a une différence, à notre avis importante, entre une tension "juste ce qu'il faut" et un muscle contracté. C'est cette attitude que vous devez vous rappeler : une tension sans effort inutile ni contraction superflue. Au début, c'est cette sensation que vous devez rechercher.

La position à retenir est debout, les bras le long du corps, les *deux jambes* très *légèrement pliées*. Cela veut dire, en fait, que tous les muscles au niveau des genoux sont totalement détendus; ne pliez pas volontairement les jambes mais détendez les muscles au niveau des genoux. Pour certaines personnes, c'est assez difficile : ce n'est que la pratique régulière qui vous permettra de "lâcher" au niveau des genoux.

Avec de la pratique, vous pourrez également ressentir votre centre de gravité et ce que les asiatiques appellent le hara.

Mettez-vous dans cette position verticale, puis, quand vous le souhaitez, fermez les yeux. Les premières fois, vous risquez de ressentir des sensations désagréables surtout dans les cuisses ou au niveau des genoux. Observez vos pieds, est-ce que vous êtes plus en appui sur un pied que l'autre? Familiarisez-vous avec cette position et constatez par vous-même que vous pouvez relaxer beaucoup de muscles tout en gardant votre équilibre et la station debout. Il y a un autre point qu'il vous faudra apprendre à détendre dans le futur : c'est le bassin et toute la zone périnée. C'est, souvent, plus difficile pour les hommes que pour les femmes. En libérant correctement le bassin, en le décambrant, votre dos repose sur la cinquième lombaire, il est "vertical" à l'exception, bien sûr, de la courbure naturelle de la colonne vertébrale. C'est la première posture de l'Arbre ou Wu Ji (vous avez les bras naturellement le long du corps). Dans un premier temps, vous pouvez vous relaxer en étant debout sans travailler sur le bassin. Ce n'est que par la suite et si vous voulez pleinement maîtriser votre hara et la circulation de l'énergie dans le corps qu'il vous faudra déplacer le bassin comme nous vous l'avons indiqué.

☯ Se relaxer en ayant les bras comprimés et détendus ?

Le premier mouvement volontaire est celui de la marche, du jogging. Ce que l'on appelle, le <u>deuxième</u> mouvement volontaire est propre aux postures statiques du Chi Kong. Il s'agit de *comprimer-relâcher* ensemble les muscles qui travaillent et ceux qui sont au repos. Cela crée en quelque sorte un mouvement élastique des muscles au repos. Il y a une idée de *dilater-serrer* l'ensemble des muscles ce qui contribue d'ailleurs à détendre les muscles de travail (pour garder la posture) et à unifier l'ensemble des muscles, tout en ayant une action sur le tissu conjonctif. Sur l'inspir, on dilate, on pousse de l'intérieur, afin de créer un mouvement élastique des muscles au repos. Sur l'expir, on relâche l'ensemble des muscles avec une idée de comprimer doucement. Il est également conseillé d'avoir l'intention de faire ces mouvements sans les faire réellement ce qui avec un peu de pratique permet d'avoir une action relaxante sur la zone concernée.

☯ Les postures de l'Arbre et les 18 mouvements

Il est bien sûr possible d'utiliser ensemble les postures de l'arbre avec les 18 mouvements. Connaissant l'action d'une des postures du Chi Kong en 18 mouvements, vous pouvez y associer une posture de l'arbre pour en amplifier les effets bénéfiques ou pour les stabiliser dans le temps. On peut également s'en servir pour s'entraîner et pour augmenter progressivement la durée des postures statiques de l'arbre.

Nous vous proposons cinq enchaînements simples qui associent en un tout harmonieux, des mouvements extraits de l'enchaînement en 18 mouvements et des postures de l'arbre.

Nous vous rappelons que si vous souhaitez mieux connaître ce qu'apporte chacun des 18 mouvements, il faut vous reporter à **l'annexe N°1**.

Enchaînement N°1

Commencez dans Wu Ji (2 mn) : ayez des intentions de calme et d'harmonie.

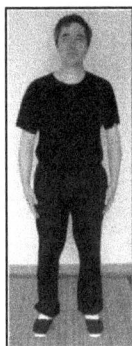

Mouvement N°15 : **le vol de la grande oie sauvage**

Tenir le ventre
Posture de l'arbre

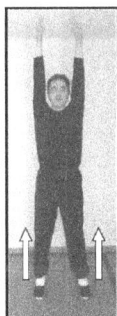 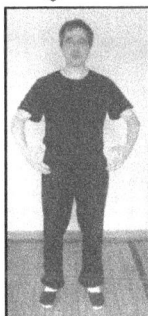 + 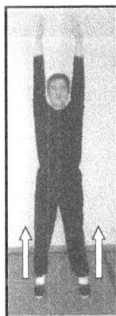 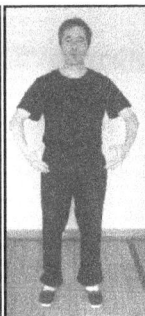 +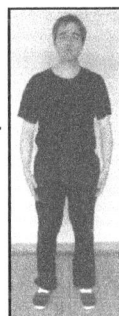

| Répéter 6 fois | 2 à 5 mn ou plus | 6 fois | 2 à 5 mn ou plus |

☜ Les élèves peuvent également pratiquer les postures qui suivent :

Enchaînement N°2

Wu ji	Mouvement N°2 Déployer les ailes	Mvt N°15 Oie sauvage
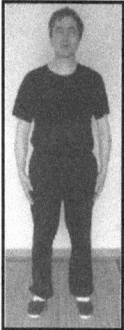	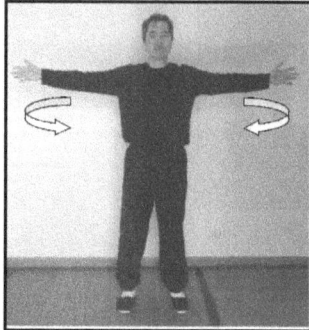	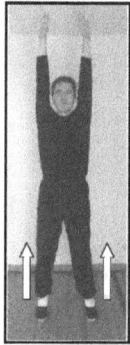
2 mn	**6 fois**	**6 fois**

Tenir le Ballon Arbre	Tenir le ventre Arbre	Wu ji
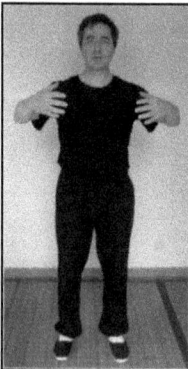	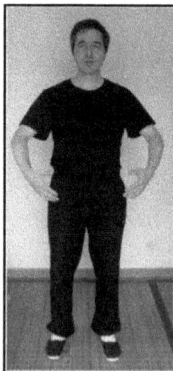	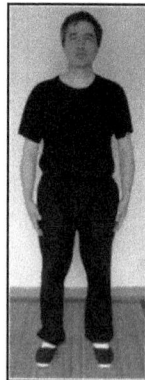
2 à 5 mn	**2 à 15 mn**	**2 mn**

Enchaînement N°3

mvt N°18	Tenir le Ballon Arbre	mvt N°18

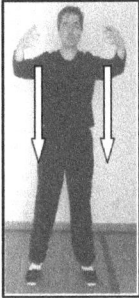 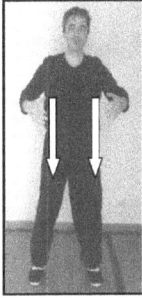 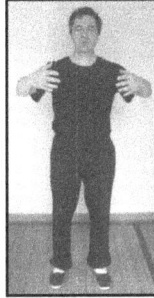 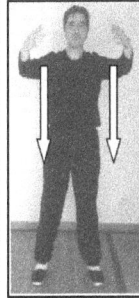 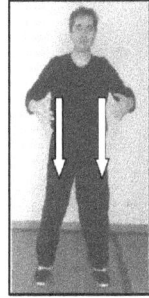

6 fois	2 mn	6 fois

Fu an Shi	Tenir le ventre	mvt N°18

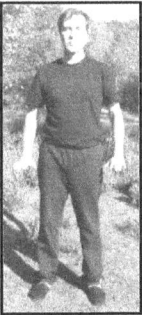 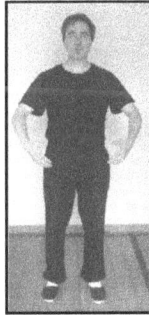 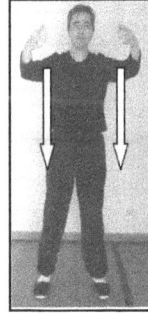

Arbre 2 à 5 mn	Arbre 2 à 5 mn	6 fois

Wu ji (2mn) ⟹

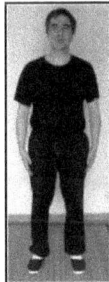

Mouvement N°2

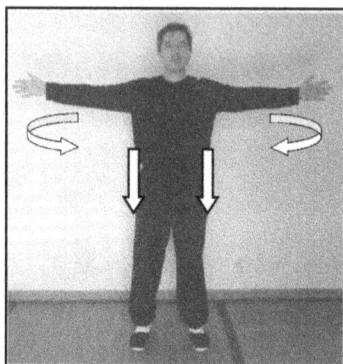

6 fois

Se tenir
dans le courant

le ballon

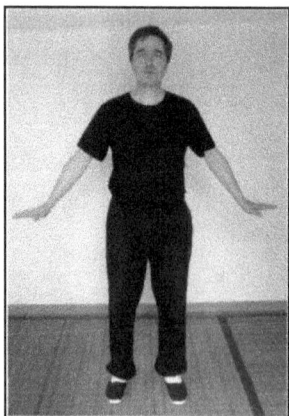

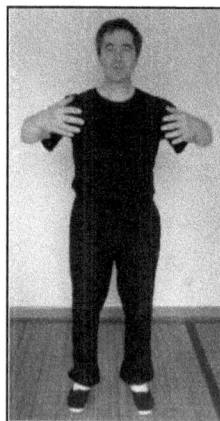

Arbre
2 à 5 mn ou plus

Arbre
2 à 5 mn

Enchaînement N°5
(commencer et finir dans Wu Ji)

Tenir le ballon

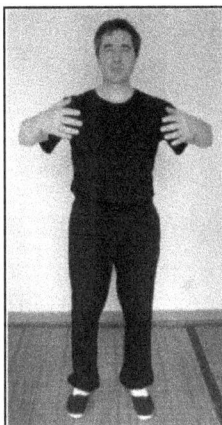

Arbre 2 à 5 mn ou plus

Mouvement N° 5   Mouvement N°18

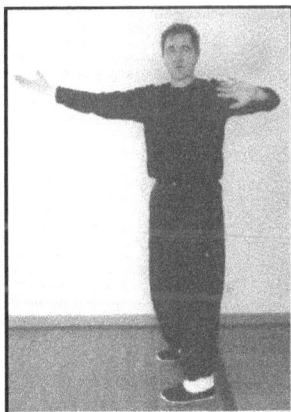

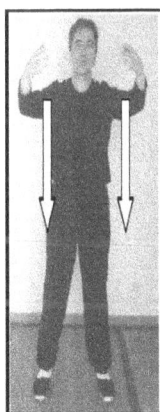

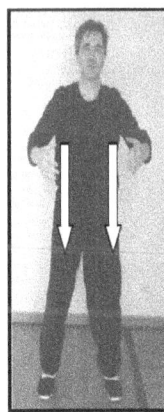

6 fois de chaque côté   **6 fois**

☯ Résumé synthétique sur les postures de l'arbre de Wang Xiangzhai

En résumé, les postures de l'arbre pour la santé constituent un entraînement axé sur la relaxation et un travail corporel spécifique permettant, entre autre, de renforcer le corps physique. Il y a également une action indirecte sur le système immunitaire. Ce Chi Kong est une voie du bien être et de la préservation de la santé.

Le travail postural repose, pour l'essentiel, sur :

- l'alignement vertébral et les placements du corps (biomécanique / équilibre, poids du corps / bassin décambré et relaxé),
- la relaxation, la détente et l'assouplissement corporel,
- les postures d'enracinement (énergétique)
- le Yi du praticien (c'est à dire l'intention, mais aussi la réceptivité associée aux sensations internes ou externes).

Le fait de ne pas bouger les bras, par exemple, "actionne" un mécanisme physiologique : il y a un afflux de sang dans les muscles sollicités. Par suite de la respiration douce, il y a également une oxygénation plus importante des zones sollicitées.

Les postures statiques de l'arbre demandent de la pratique. Nous en retrouverons dans la position allongée : les postures statiques deviennent alors beaucoup plus simples à travailler. Dans la tradition, on considère qu'il faut d'abord apprendre les enchaînements dynamiques en y ajoutant progressivement des postures statiques.

☯ 3 - Étirements de la tradition du Chi Kong

Vous trouverez ci-après des étirements "simples" et ne nécessitant pas une grande souplesse. Ces étirements doux et lents ont une action sur les lignes tendino-musculaires (au centre de ces zones, dans le sens longitudinal, rappelons que l'on retrouve les méridiens d'acupuncture).

➢ **Méridien de la fonction du triple réchauffeurs ou des trois foyers** (tradition : Chi Kong des Trésors Taoïstes)
Inspirez en montant les bras, expirez en les descendant. Montez progressivement les talons. La difficulté consiste à synchroniser la montée et la descente des bras avec le déplacement des talons. Commencez et finissez dans Wu Chi.

Etirement TR (6 fois mini)

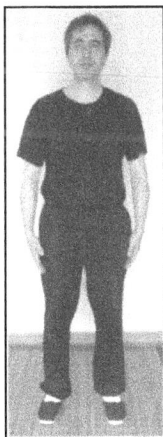

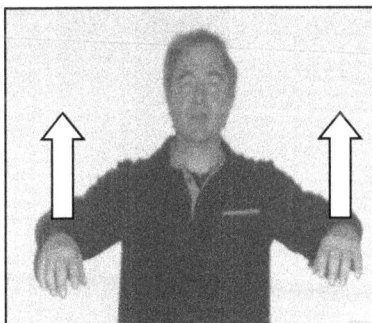

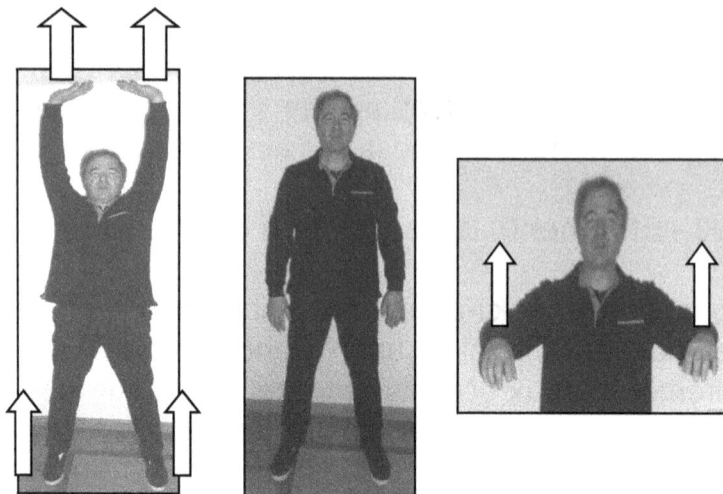

> **Méridien de la fonction des trois foyers** (tradition taoïste)

Ce mouvement est un peu plus difficile que le précédent car on lève, en plus la tête vers le ciel après avoir réalisé un déroulé de la colonne vertébrale. Commencez et finissez dans Wu Chi.

Etirement des 3 foyers (6 fois mini)

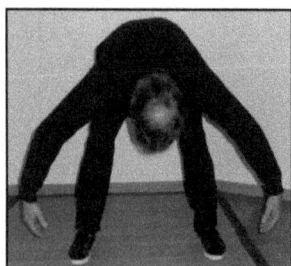

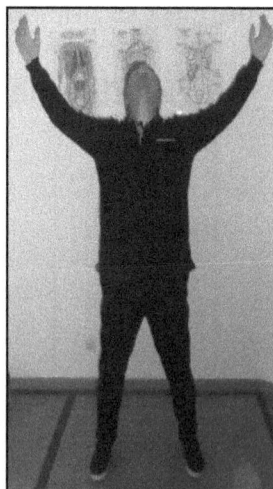

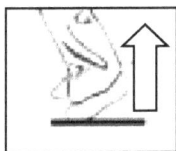

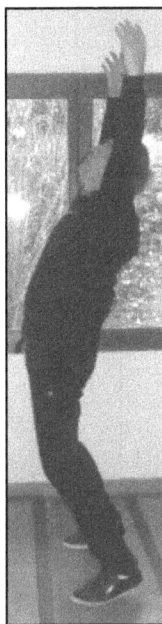

> **Méridien de la fonction des poumons** (tradition taoïste)

Pour que l'étirement soit correctement réalisé, il faut imaginer que les mains " se collent " au plafond et, ensuite, "lâchez" au niveau du bassin et de la zone du coccyx. Gardez le corps souple et détendu. Commencez et finissez dans Wu Chi.

Etirement poumon (6 fois mini)

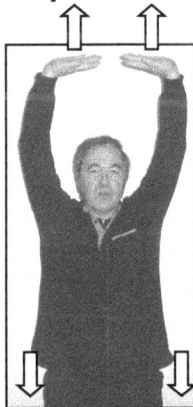

> **Méridiens de la fonction du foie** (tradition taoïste)

Faites flotter les coudes, gardez le bas du dos décambré. Commencez et finissez dans Wu Chi.

Etirement du Méridien du foie (6 fois mini)

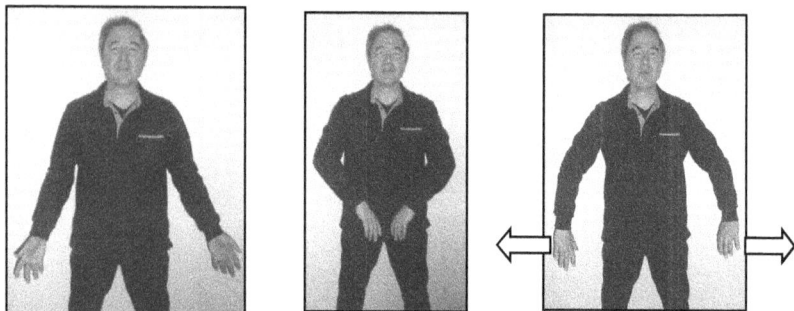

> **Nourrir le méridien de la fonction des reins** (tradition : école dite de Shaolin)

Cet étirement simple se retrouve dans d'autres traditions que celle du Chi Kong. Ouvrir une fois au niveau des talons si vous n'êtes pas assez souple. Commencez et finissez dans Wu Chi. Pliez les jambes, poussez un peu avec les jambes puis déroulez la colonne en partant du bas vers le haut afin de ne pas stresser le corps quand vous remontez. Si vous n'êtes pas souple, ouvrez une fois les pieds : les talons sont alors espacés d'une largeur supérieure à votre bassin.

Etirement du méridien des reins (6 fois mini)

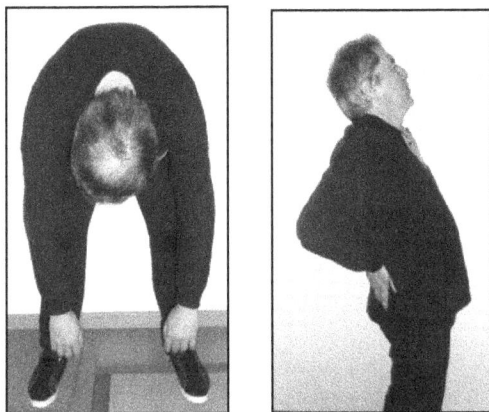

> **Étirement du méridien de la fonction des poumons** (tradition des médecins chinois)
Bien mettre les pouces vers le haut tout en détendant les autres doigts (en poing). Commencez et finissez dans Wu Chi.

Etirement du méridien des Poumons
(6 fois mini)

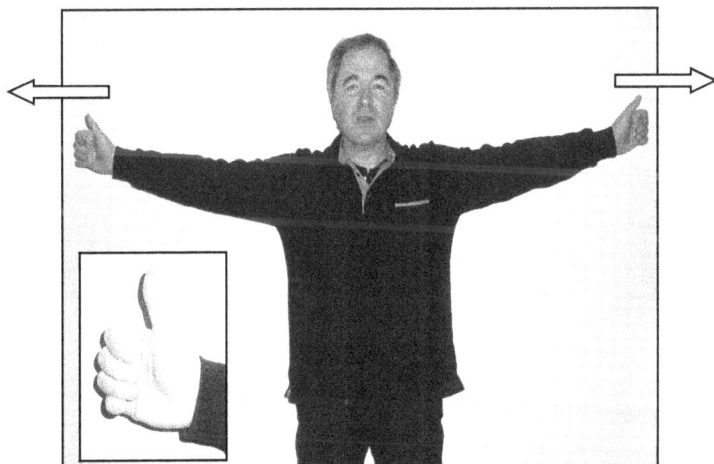

➢ **Méridien de la fonction du Cœur**
(tradition taoïste)

Cet étirement nous paraît très utile. Avant de faire l'étirement, décambrer le bas du dos, pliez un peu les jambes et détendre la zone périnée.

Etirement du méridien du Cœur (6 fois mini)

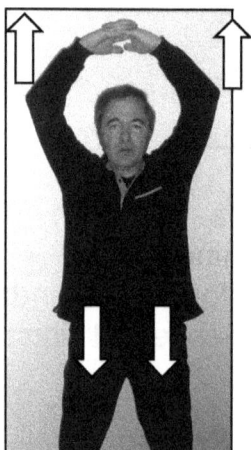

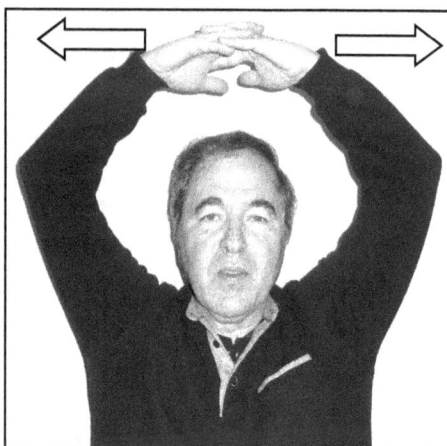

➢ **Étirement du méridien de la fonction du cœur**
(tradition des médecins chinois)
Il faut étendre le petit doigt tout en détendant les autres doigts, puis écarter les bras.

Etirement du méridien du cœur (6 fois mini)

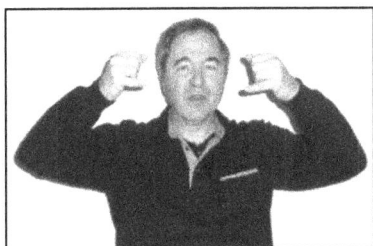

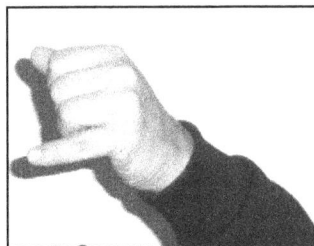

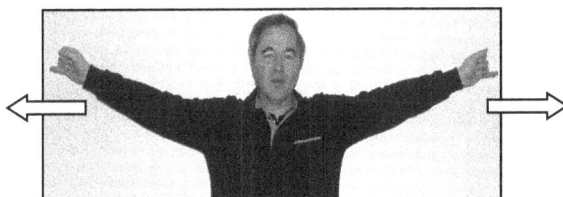

> **Étirement simple ayant une action sur les méridiens Vaisseau Conception et Vaisseau Gouverneur** (tradition : école dite de Shaolin)
Expirez en montant les bras, puis expirez en les descendant. Commencez et finissez dans Wu Chi.

Porter la Lune (6 fois mini)

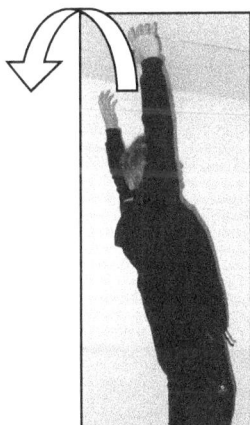

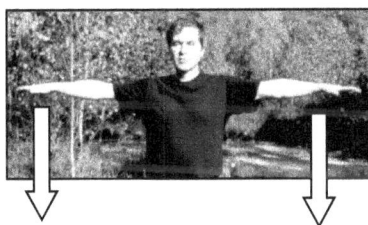

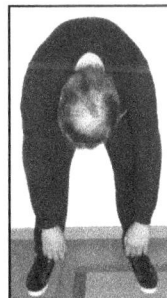

© **Enchaînement associant étirements et 18 mouvements**

L'enchaînement qui suit est assez simple et prend peu de temps.
Il agit sur les méridiens de la fonction du cœur, des poumons et des trois foyers. Il plait, en général, aux élèves qui apprennent le Chi Kong.

♦ **Début (Wu Chi) suivi du mouvement N°1 : ouverture et régularisation de la respiration :**

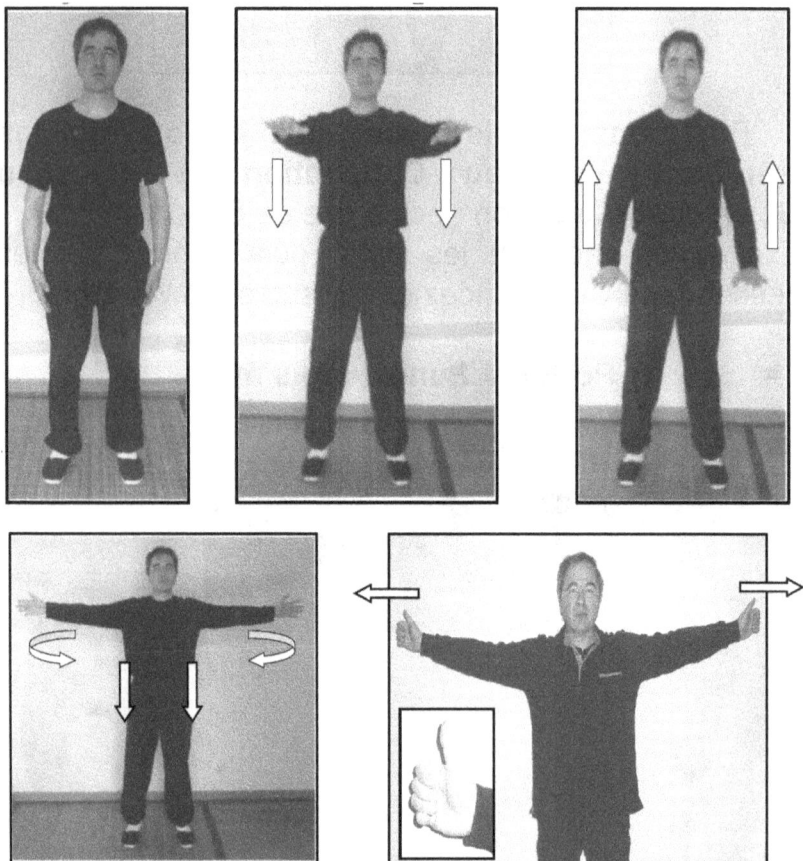

◆ **Mouvements N°13 (le pigeon volant qui déploie ses ailes à gauche et à droite), suivi de l'étirement du méridien du Cœur :**

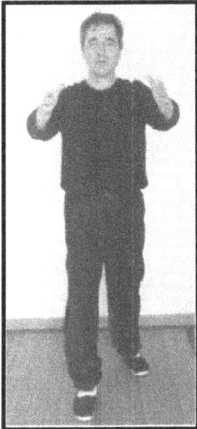

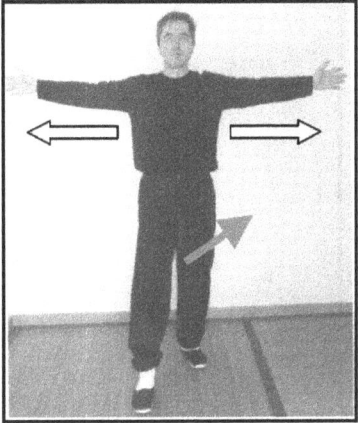

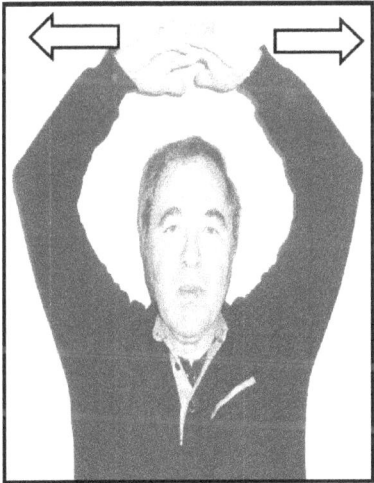

◆ **Mouvements N°15 (le vol de la grande oie sauvage), suivi de l'étirement du méridien de la fonction des trois foyers :**

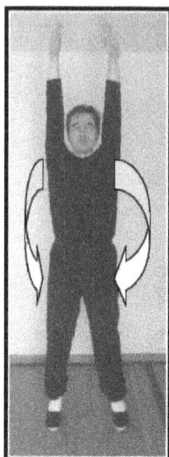

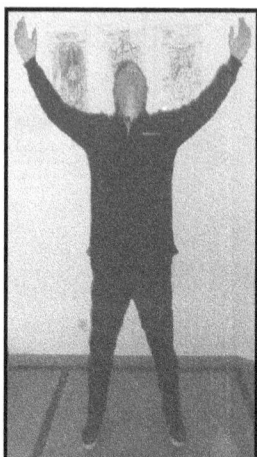

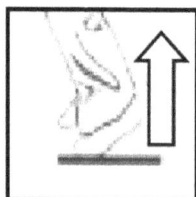

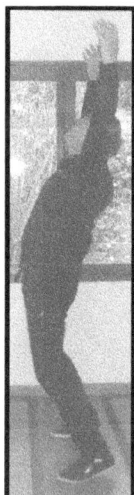

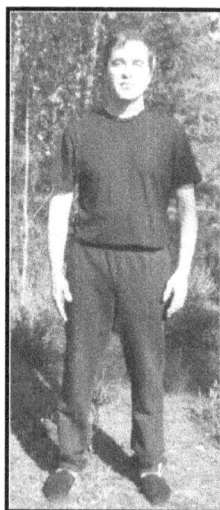

♦ Mouvements N°18 (régulariser le Chi / protection des grandes articulations)

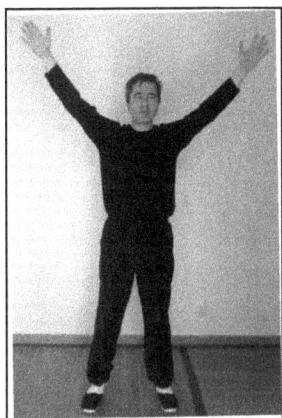

♦ Fin de l'enchaînement

☯ 4 - Créer votre programme d'entraînement

" L'action provient de l'inaction et l'immobilité est la mère de tous les mouvements. " Wang Xiangzhai

Pour apprendre les 18 mouvements (sans tout de suite connaître tout l'enchaînement) ou pour pratiquer si vous manquez de temps, nous vous proposons cinq enchaînements simples.

Les enchaînements N°3 et 4 vous permettent de travailler de façon spécifique un ou deux mouvements (que vous choisirez suivant vos besoins).

N'oubliez pas que le Chi Kong est une pratique et donc plus vous pratiquerez et... plus vous aurez de résultats. L'idéal serait une heure par jour. Une bonne stratégie consiste à faire une séance d'une heure, puis 15 à 30 minutes les autres jours.

Comme vous le savez, il est bon d'échauffer le corps avant de commencer : à minima, faites des rotations des épaules, puis du bassin et enfin assouplissez bien vos genoux (comme pendant les cours).

→ Quelques conseils

♦ Consultez l'annexe N°1 afin d'avoir une vision globale de tout l'enchaînement.

♦ Quand vous pratiquez chez vous, assurez-vous de ne pas être dérangé (téléphone, enfant qui demande leur parent, etc.).

♦ Adaptez la durée de la pratique à vos possibilités. Il est préférable de bien faire un exercice pendant 5 minutes que d'en bâcler plusieurs en allant trop vite (ne pas être stressé à l'idée d'arriver en retard au travail, etc.).

♦ Beaucoup de mouvements peuvent être pratiqués isolément de l'enchaînement, aussi apprenez à gérer votre disponibilité.

♦ Ne forcez jamais sur l'intensité du mouvement ou sur la concentration. Ne vous fixez pas un objectif trop élevé.

♦ Acceptez que votre corps ne sache pas faire un mouvement aussi vite que votre volonté le voudrait.

♦ Soyez persévérant : utilisez le temps comme un ami et un allié ; il est préférable de vous fixer des objectifs à moyen et long terme que de vouloir tout obtenir tout de suite et... d'arrêter (découragements, etc.).

Pratiquez toujours avec le soleil dans le dos. Ne faites pas de Chi Kong dehors quand il fait trop froid, quand il pleut même si la pluie est légère ou par temps de brouillard.

→ Si vous n'avez que 4-5 minutes à votre disposition

**Pratiquez un mouvement,
n'importe lequel**

puis terminez avec le mouvement N°18 et Wu Chi :

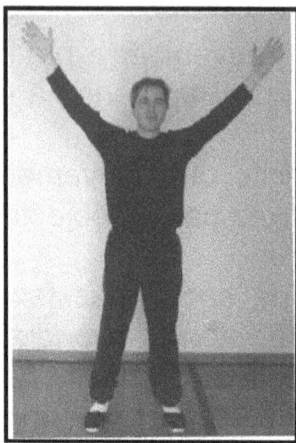 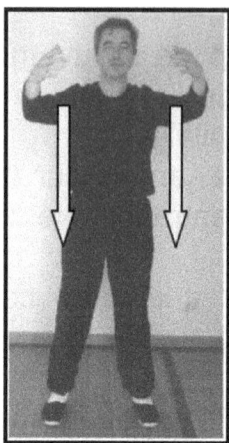

Wu Chi

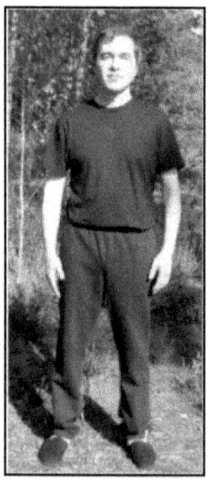

Enchaînement N°1 (pour commencer votre pratique)

Wu Chi   ☯ **Mouvements N°1 :**
méridien du cœur

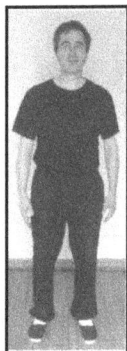

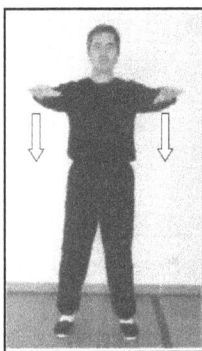

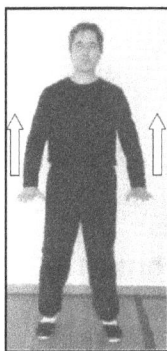

☯ **Mouvements N°2 : méridien poumon**

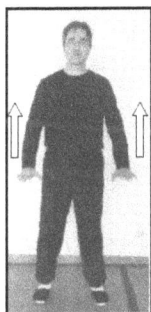

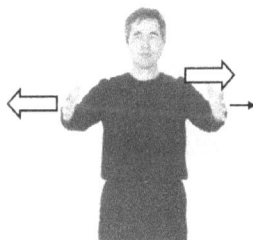

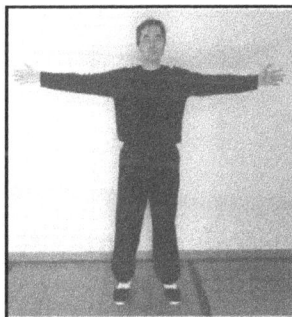

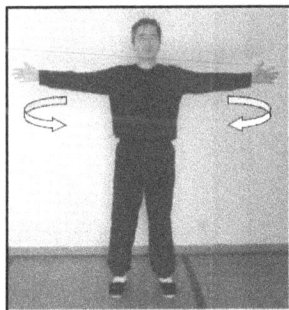

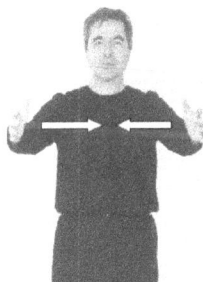

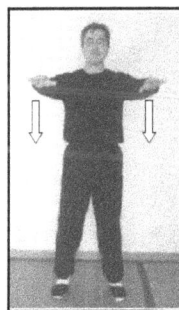

☯ Mouvements N°13 : le pigeon volant qui déploie ses ailes à gauche et à droite.

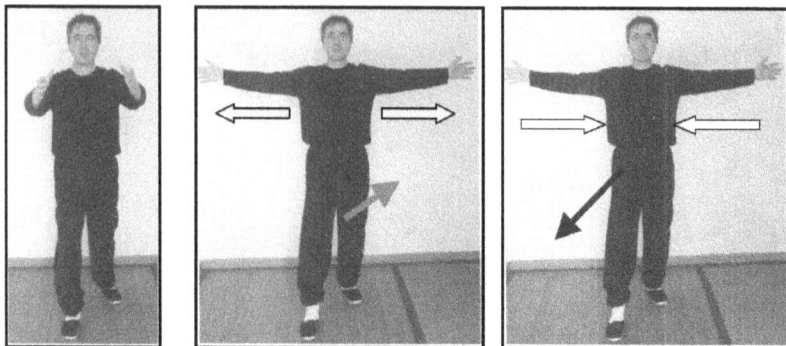

☯ Mouvements N°15 : le vol de la grande oie sauvage.

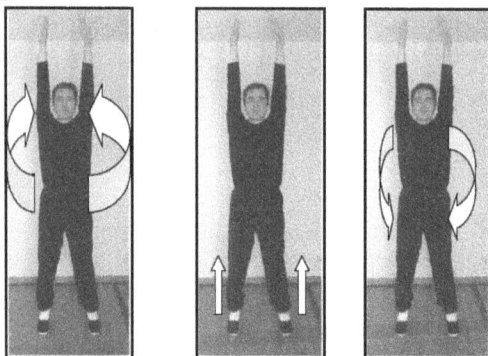

☯ Mouvements N°18 : protection des grandes articulations

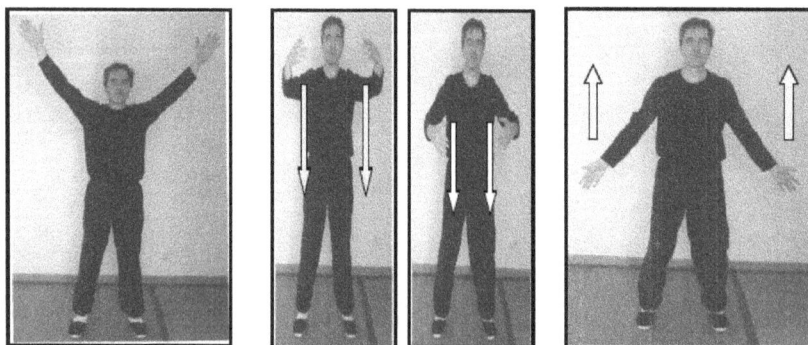

Enchaînement N°2

Wu Chi ◐ Mouvements N°1 : ouverture et régularisation de la respiration

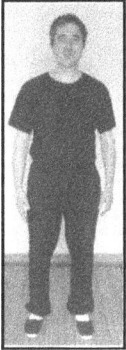

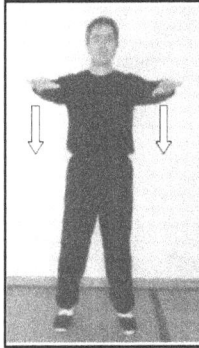

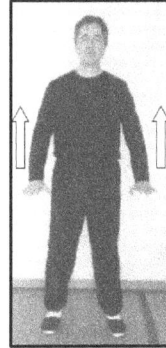

◐ Mouvements N°2 : déployer la poitrine.

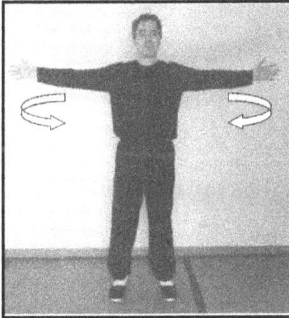

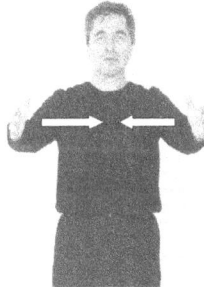

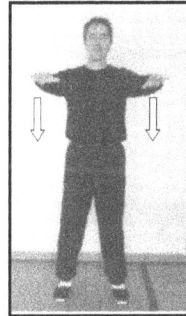

◐ Mouvements N°4 : écarter les nuages en balançant les bras.

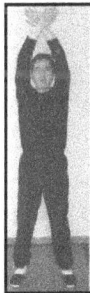

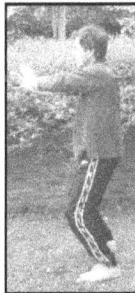

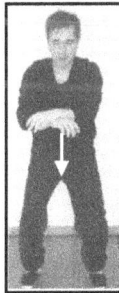

☯ Mouvements N°11 : draguer la mer à <u>gauche</u> et à <u>droite</u>, regarder le ciel.

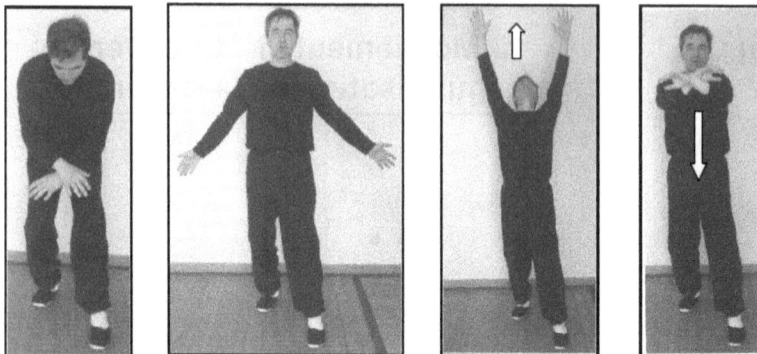

☯ Mouvements N°13 : le pigeon volant qui déploie ses ailes à gauche et à droite.

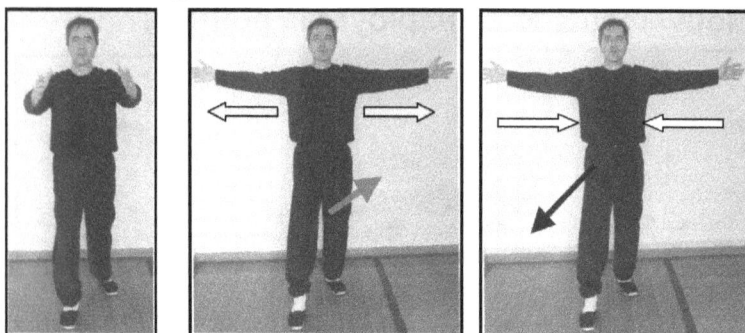

☯ Mouvements N°15 : le vol de la grande oie sauvage.

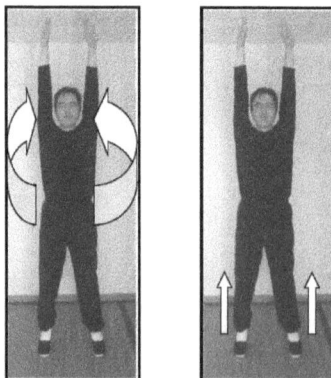

☯ Mouvement N°16 : le volant (à gauche et à droite).

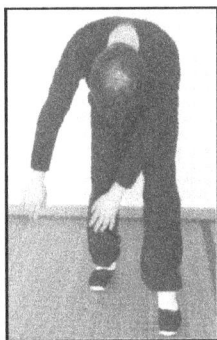 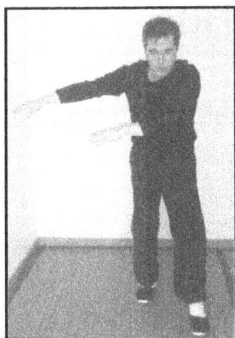

☯ Mouvements N°18 : régulariser le Chi.

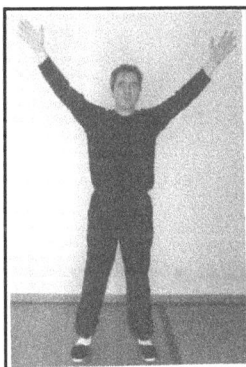 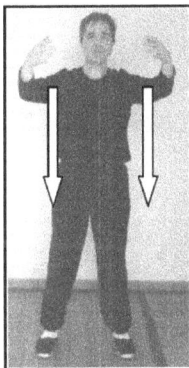 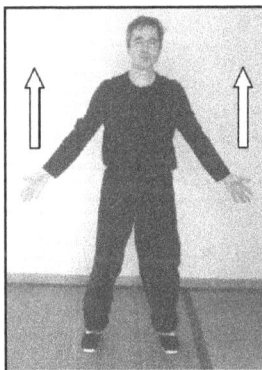

☯ Clôture

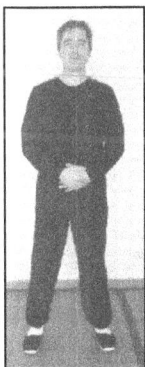

Enchaînement N°3

Pour travailler de façon spécifique un ou deux mouvements.

Wu Chi

☯ **Mouvements N°1 : ouverture et régularisation de la respiration**

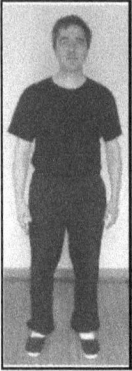

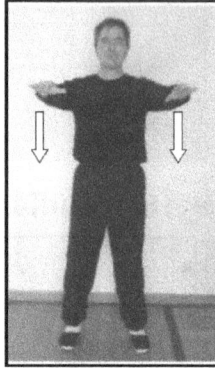

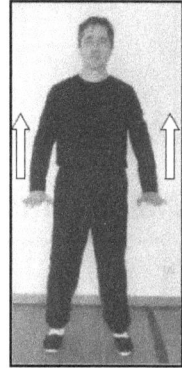

☯ **Mouvements N°2 : déployer la poitrine.**

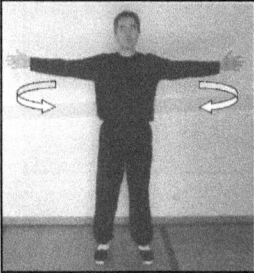

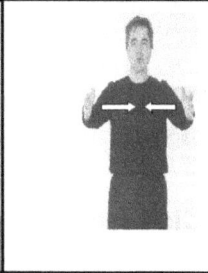

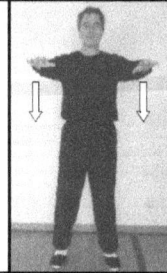

☯ **Mouvements N°15 : le vol de la grande oie sauvage**

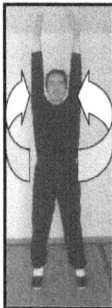

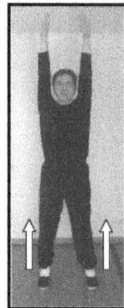

> → **Mettre ici 1 ou 2 mouvements à travailler**

☯ **Mouvements N°18 : régulariser le Chi.**

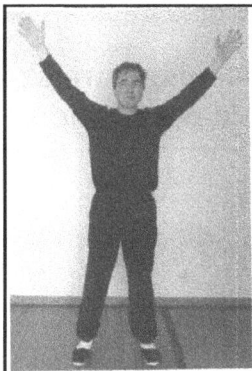 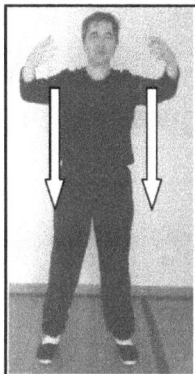 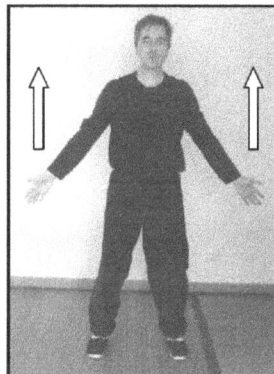

☯ **Clôture**

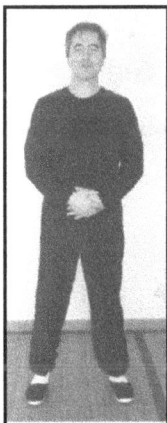

Enchaînement N°4

Pour travailler de façon spécifique un ou deux mouvements.

➔ Plus rapide que l'enchaînement N°3

Wu Chi   ☯ Mouvements N°1 : ouverture et régularisation de la respiration

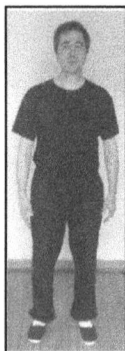

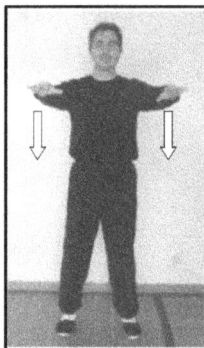

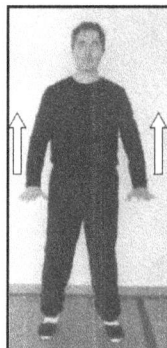

☯ Mouvements N°15 : le vol de la grande oie sauvage (actions sur les 3 foyers)

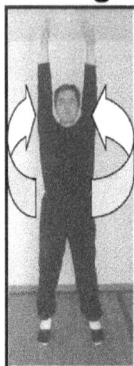

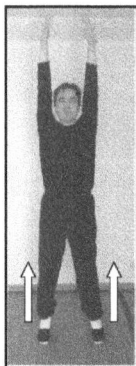

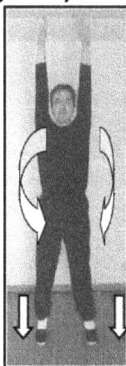

➔ Mettre ici 1 ou 2 mouvements à travailler

☯ Mouvements N°18 : régulariser le Chi.

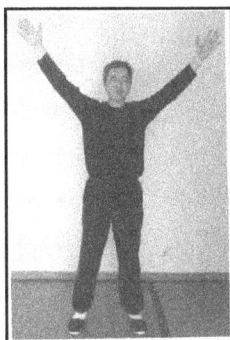 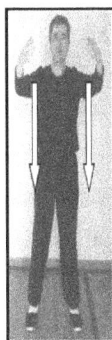 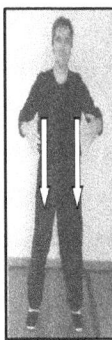 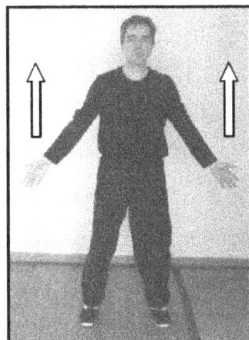

☯ Clôture

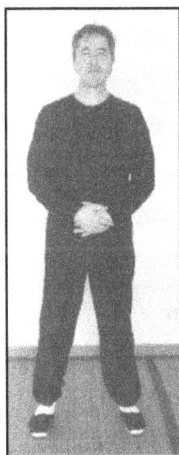

Enchaînement N°5

- Quand vous connaissez tous les mouvements.
- Pour travailler de façon spécifique un ou deux mouvements.

Wu Chi　　☯ **Mouvements N°10 Caresser les nuages (pendant plusieurs minutes)**

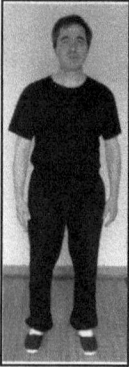

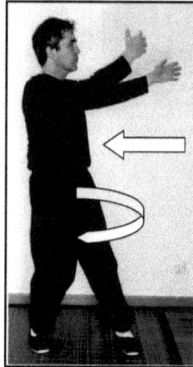

➔ **Mettre ici deux ou trois mouvements à travailler**

Mouvements N°8 : tourner le corps pour regarder la lune

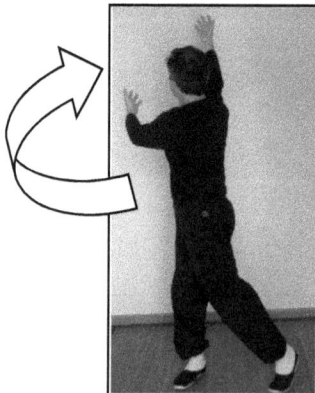

☯ **Mouvements N°15 : vol de la grande oie sauvage (actions sur les 3 foyers)**

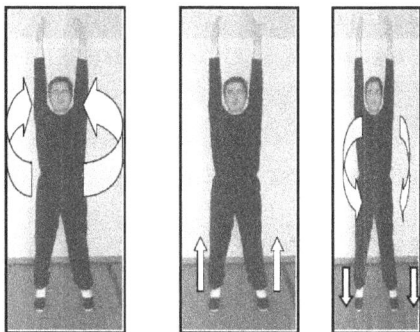

☯ **Mouvements N°18 : régulariser le Chi.**

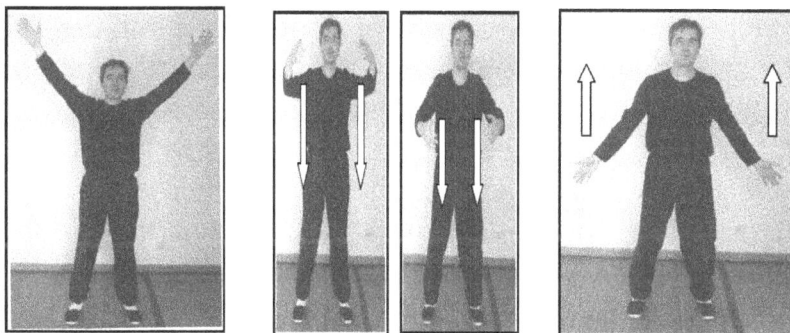

☯ **Clôture**
Tenir le ventre
(Arbre pendant 2 à 5 mn)   **Wu Chi**

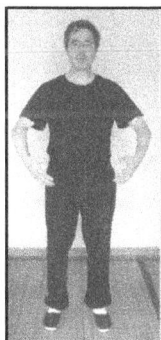   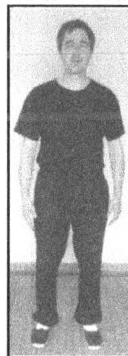

☯ 5 - Le psoas : un muscle sous-estimé

Le psoas est un muscle profond. Le diaphragme et le psoas font partie de la chaîne musculaire centrale. Le psoas ne fait pas partie des muscles abdominaux. Le psoas est responsable d'environ 80 % des lumbagos, 90 % pour certains. Le psoas est l'un des principaux muscles impliqués dans l'état du bas du dos. L'inflammation du psoas est en fait relié au lumbago. C'est un muscle très important au niveau de notre organisme mais trop peu de gens le connaissent. Le psoas s'insère sur l'ensemble des lombaires (de la quatrième lombaire à la douzième dorsale). Il ne s'insère pas au niveau de la cinquième lombaire. Le psoas traverse l'abdomen et passe en "pont" au dessus de l'iliaque puis s'insère sur le fémur. En se contractant, il permet de fléchir le membre inférieur. Il permet la flexion de la hanche. En montant un escalier, on utilise le psoas afin de fléchir notre hanche. Le psoas est l'unique muscle reliant la partie supérieure (dos) et la partie inférieure (jambe).

Il est également considéré comme un muscle "poubelle" par les anatomistes : les toxines du corps vont venir majoritairement se stocker dans ce muscle. Un muscle chargé en toxine crée des crampes, des contractures, des spasmes. Ce que nous mettons éventuellement sur la peau à l'aide de crèmes (parabènes, sels d'aluminium, conservateurs), l'excès de médicaments (excipients), doit être éliminé de l'organisme. La plus grande source d'approvisionnement en toxines est probablement l'alimentation : excès de produits industriels, surconsommation de viandes, de lait, présence de produits chimiques dans les légumes, etc. Les toxines solubles sont absorbées au niveau de l'intestin grêle puis se mettent dans les muscles, le psoas et les articulations. Ce qui risque de créer des pathologies articulaires inflammatoires, des douleurs musculaires voire des lombalgies chroniques (les psoïtes associées au psoas).

Pour drainer les toxines, il faut à minimum boire, prendre un draineur naturel pour aider le foie et également réduire l'utilisation de produits négatifs.

Comme nous sommes majoritairement dans la position debout, le psoas en se contractant va tirer sur son insertion supérieure : tout le "bloc" lombaire va alors être tiré vers l'avant et vers le bas. Le "bloc" lombaire risque alors de "s'écraser" contre la cinquième lombaire : il peut ainsi la comprimer. Pour certaines personnes cela peut également créer la sensation d'être pliée en deux. Si le psoas est trop tendu, il est difficile de dormir sur le dos. En se mettant sur le côté et en fléchissant une jambe, le psoas pourra alors se détendre.

Il existe des mouvements simples assez peu connus, permettant de relaxer en profondeur le psoas.

♦ La détente du psoas

Allongez-vous sur le dos. Pliez les jambes, les pieds au sol écartés de la largeur du bassin, les bras le long du corps. Soulevez tout d'abord les hanches de un à deux centimètres max.

Puis faites tranquillement et tout en gardant le corps souple, les trois types de mouvement suivants :

1) Mouvements latéraux du bassin (six fois) : faites un mouvement de balançoire (mouvement en arc de cercle) en étant proche du tapis au milieu du mouvement, avec le bassin à un ou deux cm quand vous êtes sur les côtés.

2) Mouvements de rotation du bassin (six fois dans chaque sens sans aller trop vite) : faites avec le coccyx un petit cercle (pièce d'un euro) dans le plan vertical.

3) Mouvements du bassin en dessinant un huit couché dans le plan vertical (six fois dans chaque sens) : il faut faire des ovales assez aplatis en étirant délicatement sur les côtés.

Entre chacun de ces trois mouvements, gardez les jambes pliées, détendez-vous sans rien faire. Ne faites pas des mouvements de trop grande amplitude, respectez votre souplesse. N'allez pas au-delà de ce que vous pouvez faire, ne stressez pas votre corps et surtout n'allez pas trop vite.

Le fait de soulever de quelques centimètres va avoir un effet sur le psoas qui s'insère au niveau de la quatrième lombaire.

Il faut continuer en refaisant les mêmes mouvements tout en soulevant le bassin de quatre à cinq centimètres au-dessus du sol :

1) Faites un mouvement de balançoire (mouvement en arc de cercle) en étant proche du tapis au milieu, avec le bassin à quatre ou cinq centimètres quand vous êtes sur les côtés.

2) Faites un cercle (taille d'une mandarine) dans le plan vertical. Le bas du cercle est proche du sol.

3) Dessinez un huit couché dans le plan vertical (six fois dans chaque sens) en gardant le corps souple, le bassin étant proche du sol au centre du huit.
Gardez bien le bassin soulevé au maximum de cinq centimètres.

Si votre psoas est bien détendu, vous pouvez faire des huit dans le plan vertical.
Le fait de soulever de quatre à cinq centimètres va avoir un effet sur le psoas qui s'insère au niveau de la première lombaire et de la douzième dorsale. Il vous faut soulever progressivement le bassin, sentez les lombaires se soulever les unes après les autres. Vous devez garder la zone arrière du thorax complètement plaqué au sol pendant ces mouvements.
Entre chaque mouvement, observez la détente de votre bas du dos. A la fin des mouvements, si la détente du psoas est importante vous pouvez également ressentir une détente globale de tout le dos.

☯ 6 - Chi Kong allongé

" C'est pourquoi il est urgent de revenir à la présence : parce qu'il est urgent de revenir à l'être, au réel, à ce que j'appellerais le présent du monde. " Comte-Sponville

Les postures de Chi Kong en position allongée sont adaptées aux pratiquants malades ou fatigués. Elles permettent aussi de rééquilibrer ou de retrouver le sommeil quand le stress rend insomniaque. Elles sont recommandées après un voyage en avion. Elles permettent de récupérer de l'énergie perdue (suite, par exemple, au stress ou au rythme de la vie moderne). Pour les personnes qui le souhaitent, elle peuvent méditer sans être gênées par la colonne vertébrale comme c'est souvent le cas en position assise.

♦ **Principes de base du Chi Kong en position allongée** :

A) La posture de base (la plus simple)
Cette posture permet de récupérer de l'énergie, de se ressourcer.

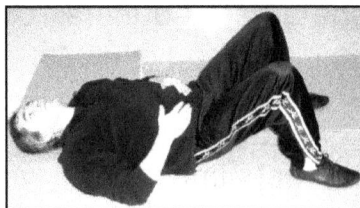

a) Tout d'abord, il faut se mettre dans le bassin en position allongée afin que cette position donne de meilleurs résultats.

Allongez-vous, le dos appuyé sur le sol, les bras le long du corps. Pliez les jambes. Placez les avant-bras de chaque côté du corps. Sans utiliser la force, soulevez votre bassin de quelques centimètres à l'aide des avant-bras tout en basculant le bassin avec un mouvement doux en direction des pieds. Posez d'abord le bassin puis le bas de votre dos au sol.

Si la bascule a été correctement réalisée, la colonne vertébrale est droite, "plaquée" et posée sur toute sa longueur sur le sol.

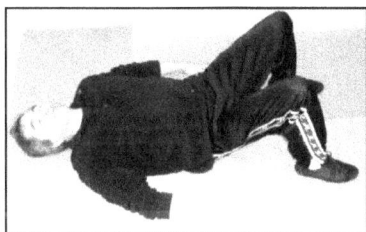

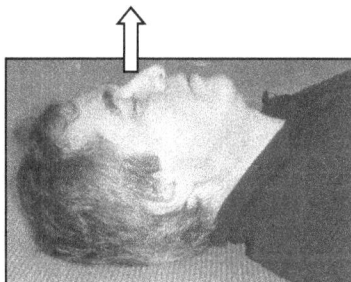

Par suite de la bascule du bassin, conjugué à l'attraction terrestre sur les organes, vous allez ressentir en quelques minutes que votre intestin grêle et votre gros intestin se relâchent et se détendent complètement. Cette bascule du bassin associée aux jambes pliées permet également de détendre de façon globale le psoas. Placez maintenant les mains de chaque côté de votre nombril. Vérifiez également que votre tête est bien positionnée, le regard ne doit pas partir vers l'arrière (menton mal placé). Trouvez une position confortable pour les coudes et les avant-bras. Fermez les yeux et détendez vous. Observez vos sensations personnelles. Vous pouvez avoir l'impression que vous ronflez. En fait, vos deux narines respirent de façon complètement synchrones : c'est ce qui fait ce bruit particulier. Vous êtes entre veille et sommeil et vous pouvez entendre ce "ronflement" : si c'est le cas, cela signifie que le système parasympathique s'est activité de façon importante et que votre corps est relaxé de façon profonde.

Vous pouvez rester dans cette position pendant vingt à trente minutes. Plus vous pratiquez et plus le lâcher prise se fera rapidement, plus le calme deviendra profond.

b) Fin de la position allongée

Il ne s'agit pas de vous relever trop rapidement ce qui pourrait stresser inutilement le bas du dos. Il vous est donc conseillé de vous mettre sur le côté droit en position fœtale et d'y rester pendant environ une minute. Puis vous continuez de tourner sur vous même dans la même direction. Vous vous mettez doucement sur les genoux en restant accroupis. Vous mettez les poings au niveau du front en relevant les fesses. Vous restez dans cette position pendant une minute environ afin que le sang revienne naturellement à la tête ; vous évitez ainsi toute sensation désagréable au niveau de la tête si vous vous releviez trop rapidement (tête qui tourne, par exemple). Vous vous asseyez sur les talons et vous vous relevez en faisant un pas et en poussant naturellement avec les jambes.

c) Effets de cette position

Cette position permet un lâcher prise du mental tout en faisant circuler l'énergie dans le corps. On passe assez rapidement dans un état entre veille et sommeil. On peut voir des images, des symboles surgir naturellement même si on ne sait pas visualiser une image. Comme le dos est droit, on peut, bien sûr, se servir de cette position pour méditer. On considère que si l'on reste vingt minutes dans cette position, on récupère l'équivalent de deux heures de sommeil. On peut donc l'utiliser pour récupérer du sommeil après un long voyage.

Sauf si l'on est très fatigué, la position des jambes permet de ne pas s'endormir (ce qui n'est pas le but premier de cet exercice).

d) Une autre position simple

Vous vous mettez d'abord dans le bassin avec les jambes pliées (posture de base). Restez quelques minutes dans cette position puis étendez doucement les jambes au sol tout en restant dans votre bassin. On retrouve cette posture en yoga. N'oubliez pas que le bas du dos doit être décambré afin d'augmenter les bienfaits de cette posture.

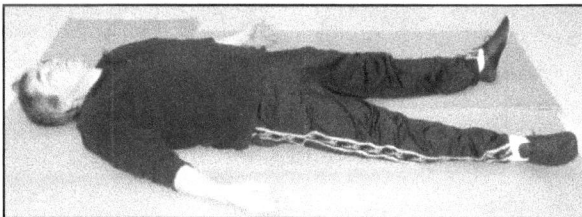

B) Enchaînement de base / Chi Kong en position allongée

1) À titre didactique, nous vous présentons une suite de mouvements dynamiques en position allongée.

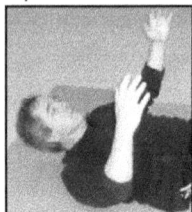

Tenez une " balle invisible " entre vos mains pendant plusieurs minutes. Essayez de ressentir de la chaleur ou des picotement entre vos deux mains. Observez le calme de votre cerveau. Imaginez les coudes posés sur des ballons afin de les faire flotter. Vérifiez que vos épaules restent bien détendues.

2) Quand vous êtes fatigués, poser les coudes sur le sol tout en continuant de tenir la balle pendant une à deux minutes (ou plus suivant votre ressenti).

3) Puis, faites déplacer les bras (coudes légers) et laissez la balle "flotter" en face du nombril. Posez ensuite les deux mains de chaque côté du nombril et fermez les yeux (posture de base). Restez dans cette posture pendant environ quinze à vingt minutes.

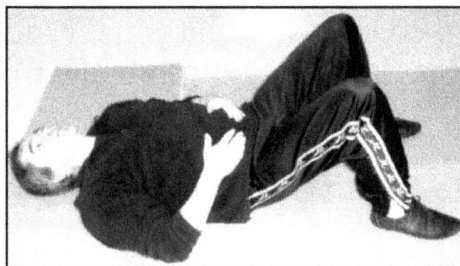

4) Terminez en étendant les 2 jambes tout en restant dans le bassin. Durée : libre.

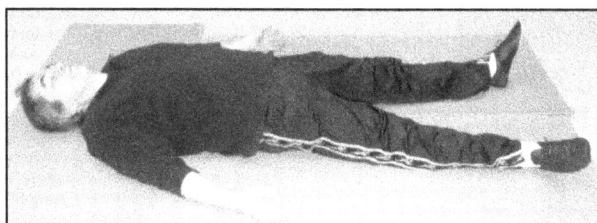

C) Etirement du méridien Estomac et Chi Kong allongé

Afin d'améliorer le lâcher prise, il est possible de commencer le Chi Kong allongé en pratiquant un étirement doux des lignes tendino-musculaires du méridien estomac. Cette approche est japonaise. Allongez vous sur le dos.

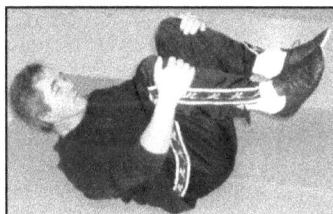

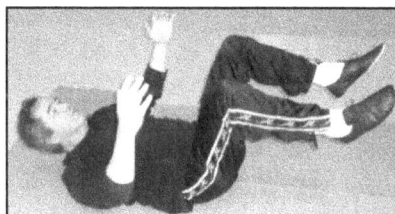

Enroulez le dos afin de pouvoir prendre les deux genoux avec vos mains. Il ne faut pas forcer les genoux en voulant trop les rapprocher du thorax. Massez le dos en faisant des rotations douces. Prenez maintenant une balle imaginaire entre vos mains (en face du plexus du cœur). Restez quelques minutes dans cette position, tout en vous détendant. Imaginez les mollets posés sur des balles légères. Soyez bien détendu. Puis laissez les jambes revenir naturellement au sol. Continuez de tenir la balle dans vos mains pendant quelques minutes. Posez les avant-bras au sol en gardant la balle pendant une minute environ. Puis déplacez la balle au dessus de votre nombril et mettez vous dans la posture de base, les mains de chaque côté du nombril.

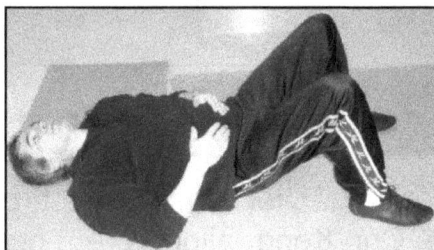

Le point clef à garder en mémoire, c'est que le centre des paumes de chaque main doit être placé sur le point d'acupuncture MU du gros intestin situé sur le trajet du méridien estomac : il y a, en fait deux points d'acupuncture qui sont situés à égale distance de chaque côté du nombril et sur le muscle grand droit. Avec une pratique constante et régulière, vous pourrez noter les effets bénéfiques sur l'énergie stockée dans la zone du hara ainsi qu'un rééquilibrage du système parasympathique.

En **annexe N°2**, nous vous proposons un enchaînement dynamique en position allongée à la fois simple et très bénéfique pour l'organisme.

☯ 7 - Le " point pivot " au niveau de l'atlas

La pratique assidue du Chi Kong a une action en profondeur sur le tissu conjonctif, les muscles et la posture. Nous avons identifié au niveau de la colonne vertébrale, trois zones très importantes :

- ✓ le " point pivot " que nous allons détailler,
- ✓ la petite bosse (dite bosse de bison) après la 7ième cervicale qui est en quelque sorte la frontière entre les cervicales et le reste de la colonne,
- ✓ la cinquième lombaire qu'il faudra positionner correctement en Chi Kong (avec une bascule détendue du bassin), afin que le reste de la colonne repose sur cette vertèbre.

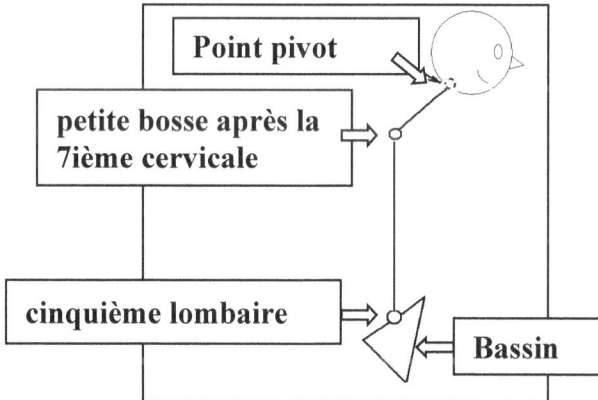

Ce " point pivot " est très important. Curieusement (en apparence), il n'est pas positionné au niveau du centre de gravité de la tête (cf. dessin page suivante).

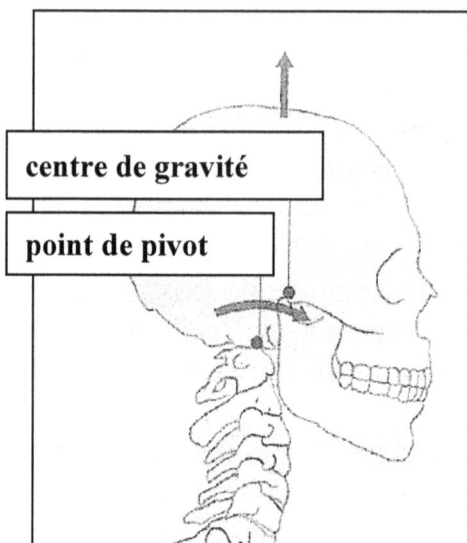

centre de gravité

point de pivot

Si nous détendons les muscles sub-occipitaux, derrière la tête, alors la tête part légèrement en avant et donne une impulsion de mouvement à tout le corps. Plus vous êtes relaxés à ce niveau et plus vous pouvez vous déplacer sans effort dans votre quotidien.

Il semble donc que la marche soit reliée à ce déplacement léger au niveau de ce point pivot. Bien sûr, les mauvaises habitudes du passé se sont probablement installées et peuvent, éventuellement, vous empêcher de vérifier une chose aussi simple.

Le stress moderne entraîne également des tensions musculaires autour des cervicales, l'arthrose peut également contribuer à coincer des nerfs au niveau des cervicales qui vont alors créer des sensations négatives au niveau du ou des bras, des doigts, du poignet, d'un coude. Le mouvement étant une bonne solution pour combattre les phénomènes arthrosiques, les mouvements spécifiques vont permettre d'agir de façon préventive.

Si la position quotidienne est mauvaise (cf. dessin page suivante), il peut y avoir une action sur les disques intervertébraux, ce qui n'est pas le cas avec un regard horizontal.

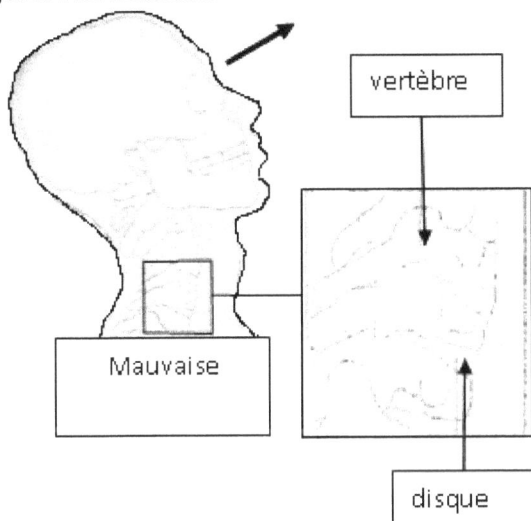

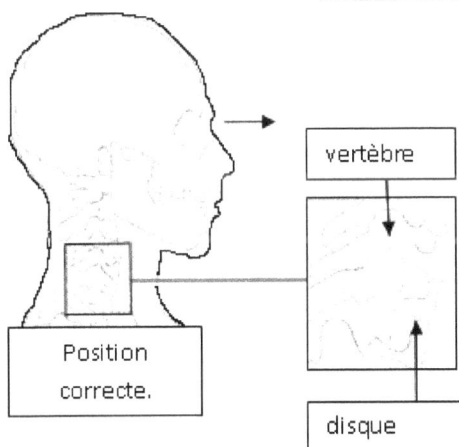

C'est en agissant à plusieurs niveaux (cervicales, épaules, bassin) que l'on va pouvoir retrouver une liberté corporelle…

Les mouvements du Chi Kong des cervicales agissent directement sur le " point pivot ". Par ailleurs, la pédagogie d'apprentissage du Chi Kong permet de relier ensemble les différentes parties du corps (mains, poignets, coudes, épaules, tête, colonne vertébrale, bassin, coccyx, genoux, chevilles, pieds) et de modifier progressivement la posture corporelle.

A l'aide des intentions, de l'attention et de la présence, nous allons voir comment aider la zone du point " pivot ". En cours, nous avons appelé cette zone, la charnière du bas du crâne.

☯ 8 - Intentions / Présence / Attention

Une intention n'est pas si simple à expliciter quand on fait du Chi Kong. Le dictionnaire nous indique que le terme Intention vient du latin *intentio*, " action de diriger vers ". C'est un dessein délibéré d'accomplir un acte, une volonté. C'est le fait de "tendre" vers un but. Avec l'intention, dans le cas du Chi Kong, la conscience "envoie" une information vers une zone spécifique du corps. La structure vivante peut répondre à cette intention si le schéma corporel pour la zone concernée est pris en compte par le cerveau. Si une personne n'a pas conscience de son bassin, l'intention risque alors de ne pas être prise en compte.

Le corps physique peut avoir l'information mais le cerveau n'en a pas encore conscience. L'intention, de façon globale, est un dessein délibéré d'accomplir telle ou telle action.

La simplicité associée à la pratique du Chi Kong est parfois difficile à expliquer avec des mots. A minima, il faut avoir une intention d'avoir des mouvements fluides, de faire flotter les coudes.

En ce qui concerne la présence, le dictionnaire indique : " fait de se trouver présent".

Selon la région du corps où vous placez votre attention, le mouvement va se faire différemment. La définition de l'attention, en ce qui concerne la pratique du Chi Kong, c'est : " l'orientation de la présence vers une partie du corps ".

La présence exprime la qualité d'être du pratiquant. Au lieu de laisser son attention s'éparpiller, le pratiquant présent est " bien à ce qu'il fait ". Il ne s'agit pas d'une concentration qui risque de créer une tension au niveau du cerveau. Vous êtes, par exemple, présent au niveau de la zone pivot et simultanément vous faites un mouvement de rotation lent au niveau de la tête : vous allez augmenter la fluidité du mouvement et participer à détendre le tissu conjonctif...

♦ Réduction de la stase veineuse et lymphatique

Nous allons faire maintenant un exercice simple qui va vous permettre de sentir les effets de l'intention sur le mouvement.

La respiration est libre. Installez-vous debout, les talons écartés de la largeur de votre bassin. Les bras sont détendus et pendent naturellement le long du corps. Décambrez le bas du dos. Mettez votre présence ou vos pensées au niveau des chevilles. Faites des rotations au niveau des chevilles, le reste du corps suit naturellement le mouvement. Gardez le corps totalement détendu. En ce qui concerne l'être humain, les veines et les vaisseaux lymphatiques n'ont pas de fibre musculaire. Le mouvement va donc permettre de déplacer ces liquides depuis la plante de vos pieds jusqu'à la racine de vos cuisses.

Pratiquez deux minutes dans un sens et deux minutes dans l'autre sens. A l'aide du mouvement et en pratiquant journellement, vous pouvez soulager les douleurs qui sont associées à la stase veineuse. Laissez bien le mouvement de rotation se propager dans tout le corps : les pieds, les articulations. Sentez, si vous êtes bien relaxé que le mouvement se communique jusqu'au haut de votre tête (le vertex). Pour terminer, comprimez doucement et progressivement les abdominaux, relâchez progressivement les muscles sans pression verticale et vers le bas du diaphragme; faites ces compressions abdominales sept à huit fois.

Indépendamment de l'effet positif de ce mouvement, en observant votre corps, vous pouvez constater que là où vous placez vos pensées, votre présence, votre attention, le mouvement se fait.

☯ 9 - Contractions statiques

Expérimentons maintenant un peu plus le <u>deuxième</u> mouvement volontaire. En Chi Kong, les contractions statiques consistent à contracter de façon centripète (c'est à dire vers l'intérieur du corps) et simultanée, un groupe de muscles, voire la globalité des muscles de l'organisme. Le mouvement est doux, tranquille et n'est pas visible. On peut s'en servir quand on pratique les postures statiques du Chi Kong. En effet, quand le corps ne bouge pas pendant ces postures, il peut y avoir des tensions qui peuvent être réduites à l'aide de ces contractions statiques. Cette pratique peut bien sûr s'effectuer en position debout, assis ou allongé. Il faudra veiller à ne pas contracter les yeux, la mâchoire, la gorge, la région cardiaque ni le plexus solaire.

Il est important de *comprimer-relâcher* ensemble et progressivement les muscles qui travaillent et ceux qui sont au repos. Cela créé un mouvement élastique des muscles au repos. Il y a donc une idée de *dilater-serrer* l'ensemble des muscles pour une zone concernée ce qui contribue à unifier l'ensemble des muscles, tout en ayant une action sur le tissu conjonctif. Dans un premier temps, le pratiquant fait des contractions et des détentes réelles ce qui aura une action positive sur le corps physique. Rappelez vous qu'il ne faut pas stresser le muscle ni le tétaniser en voulant trop bien faire ou en forçant trop. Sur l'expir, comprimez progressivement les muscles sans utiliser la force. Sur l'inspir, détendez progressivement les muscles. A minima, expirez pendant cinq secondes et faites de même sur l'inspir. De façon automatique, il y aura alors un afflux supplémentaire de sang dans la zone concernée. Pour commencer cette pratique, dans la position verticale, le bas du dos décambré, les talons largeur du bassin, les bras le long du corps, comprimez doucement les épaules sur l'expir. Sentez le haut et le côté des épaules. Sur l'inspir, détendez progressivement tout le haut du corps. Observez vos sensations personnelles de détente ou... de tension. Recommencez six fois puis massez les épaules. Détendez le corps et recherchez les sensations positives de bien être. L'expir dans le corps est associé naturellement à la détente. Si vous expirez en même temps que vous comprimez les muscles, vous allez alors réduire les effets négatifs des éventuelles tensions. Puis vous réaliserez par trois fois des contractions suivies de détentes, au niveau des doigts, des mains des avant-bras, des bras et des épaules.

Quand vous sentez que vous pouvez faire ses contractions-détentes sans effort, ni tension excessive, vous pouvez alors passer à l'étape suivante : réalisez des contractions douces suivies de détentes, au niveau des doigts, des mains des avant-bras, des bras, des épaules, du thorax, du ventre, de la région lombaire, des cuisses, des mollets et des pieds. Puis, remontez dans l'autre sens c'est à dire en partant des pieds, puis des mollets, des jambes, etc., jusqu'aux doigts. Recommencez trois fois cet exercice. En étant présent à tout votre corps, faites une contraction-détente globale de tout le corps sauf la tête. Terminez en vous relaxant tout en étant à l'écoute de vos sensations.

Quand vous aurez l'habitude de cette approche, vous pouvez passer aux contraction-détente dans l'intention. Vous êtes présent à la zone concernée, en expirant vous avez l'intention de comprimer mais vous ne le faites pas réellement. Sur l'inspir, détendez la zone concernée et tout votre corps. Observez vos sensations, vous devez percevoir des micro-mouvements si votre intention est suffisamment forte. Si vous êtes visuel, vous pouvez visualiser cette contraction-détente mais ce n'est pas une obligation.

☯ 10 - Pour augmenter votre pratique et votre ressenti

Il faut progressivement que votre corps et votre cerveau intègrent les différents mouvements statiques ou dynamiques. C'est l'objectif de la pratique. Si vous pratiquez de façon automatique, il ne peut alors y avoir de progression et vous en resterez alors au stade purement mécanique, ce qui n'est déjà pas si mal. Les intentions et la présence aux différentes parties du corps sont cependant nécessaires pour progresser. Nous allons voir maintenant plusieurs approches qui vous permettront d'augmenter votre pratique et votre ressenti. Vous pouvez les essayer progressivement, en mettre une ou plusieurs pendant votre pratique.

◆ Début d'une séance de Chi Kong

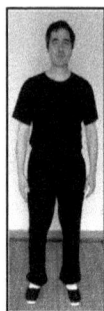

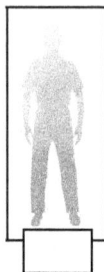

Mettez-vous dans la posture Wu Chi. Recherchez la verticale (haut de la tête coccyx). Essayez des intentions d'enraciner les pieds dans le sol ou imaginez les pieds posés sur un bloc solide de granit. Recherchez une tête légère comme suspendue à un fil qui part de la petite fontanelle et s'accroche très haut dans le ciel. Il est important que les épaules soient complètement détendues. Pour ce faire, il faut détendre la zone du point " pivot " en agissant sur la détente des muscles au niveau des cervicales.

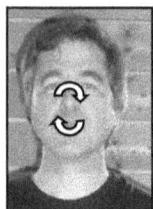

Mettez vos pensées ou votre présence à la base du crâne. Faites un petit rond dans le plan vertical avec cette "charnière" à la base du crâne. Vu de l'extérieur, on peut voir votre nez faire un petit cercle.

De façon automatique, le mouvement a tendance à se faire au niveau du nez. Si vous utilisez la zone pivot à l'arrière du crâne, alors le mouvement est plus fluide et vous détendez mieux la zone musculaire autour de l'atlas. De plus, vous êtes à la source du mouvement (six fois dans un sens, six fois dans l'autre sens).

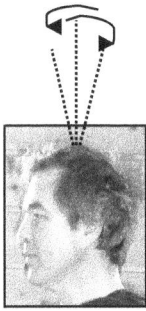

Puis, balancez délicatement la tête vers l'avant puis vers l'arrière. Le déplacement doit être d'environ quinze degrés vers l'avant ou l'arrière par rapport à l'axe vertical. Mettez votre présence dans la zone pivot et déplacez la tête en restant présent à la base du crâne (six fois). N'allez pas trop vite.

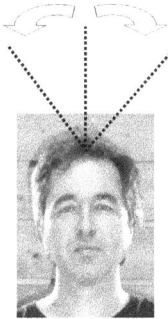

Enfin, vous allez balancer la tête sur le côté, à gauche et à droite. Vous allez utiliser toujours la même stratégie c'est à dire que l'origine du mouvement sera la base du crâne.
Il est préférable de ne pas déplacer la tête au maximum de ce que vous pouvez faire. Il est préférable de la déplacer d'environ 45 degrés de chaque côté de l'axe vertical.

◆ Recherche de la verticale juste

Surtout au début, il est important d'avoir un repère permettant de vérifier par soi-même que le corps est dans la verticale. Avec de la pratique, vous n'aurez plus besoin de rechercher cette verticale juste en faisant cet exercice. Le cerveau a souvent une représentation erronée de la verticale.

Par exemple, la tête peut être dans une position, par suite de mauvaises habitudes, ce qui modifie la verticale.

Mettez-vous dans la posture Wu Chi. Décambrez le bas du dos. Vérifiez que vous ne pliez pas les jambes pour permettre au bas du dos de se décambrer.

Prenez l'habitude de mettre votre présence dans la zone de la cinquième lombaire tout en décambrant le bas du dos. Les muscles des genoux sont détendus. Vous n'avez pas besoin de plier les genoux. Observez le dessous de vos pieds. Si vous êtes dans la verticale juste, alors le poids du corps est bien réparti sous chaque pied. Si vous sentez le poids du corps dans vos orteils, c'est que vous partez vers l'avant : ce peut être le thorax, le coccyx ou le menton qui part vers le haut (le regard n'est pas horizontal). Si vous sentez le poids du corps dans vos talons, c'est que vous partez vers l'avant au niveau du coccyx ou du thorax. Le fait d'observer votre corps va vous permettre de modifier votre verticale. Voici un exercice simple qui vous permet de prendre conscience de votre verticale et de corriger éventuellement votre posture. Le bas du dos décambré, partez très légèrement vers l'avant, sentez vos orteils. Puis en gardant le corps détendu, partez doucement vers l'arrière et sentez, sous vos pieds, vos talons. Diminuez l'amplitude du mouvement, sentez qu'à environ un tiers de la taille de vos pieds, au-dessus de vos talons, il y a comme une ligne frontière. Dès que vous "passez" cette ligne, vous sentez le poids du corps vers l'avant ou l'arrière du pied. Arrêtez vous sur cette ligne, votre corps est dans la verticale et la colonne repose sur la cinquième lombaire. Pour beaucoup de personnes, ce n'est cependant pas suffisant car l'axe coccyx-vertex (point le plus haut au niveau du crâne) peut ne pas être dans la verticale. Bas du dos décambré, avancez doucement le haut du thorax vers l'avant ou le haut du dos vers l'arrière : observez ce qui se passe sous les pieds. Enfin, certaines personnes peuvent ne pas avoir le regard horizontal, levez le menton puis baissez le lentement tout en observant le dessous des pieds. Cette approche simple ne nécessite pas de concentration particulière ; vous faites le mouvement sans aller trop vite et en observant, ici, le dessous des pieds. Ne portez pas de jugement négatif si vous n'y arrivez pas les premières fois. En étant présent à ce que vous faites, la répétition, la pratique et le temps sont des atouts précieux pour progresser.

◆ **Compressions-détentes des poings**
Avant de commencer un enchaînement, vous pouvez augmenter les résultats de la pratique du Chi Kong en utilisant la technique qui suit. Vous êtes dans Wu Chi. Votre corps est bien détendu, les bras le long du corps avec les épaules complètement relaxées, le bas du dos est décambré. Comprimez progressivement les deux poings en expirant lentement avec un souffle fin et long. Sur l'inspir, détendez les poings tout en relaxant les épaules. Comme vous en avez l'habitude, n'utilisez pas la force. N'ouvrez pas les poings. Quand vous les comprimez, vous devez sentir vos poings et les muscles des avant-bras; gardez les coudes, les bras et les épaules détendus.
Ajoutez, toujours sur l'expir, les pieds : griffez avec les orteils le sol. Sentez vos pieds (sans contracture des orteils), vos mollets et gardez les genoux et les cuisses détendus. Enfin, rajoutez les muscles de la zone périnée que vous comprimez sur l'expir. Détendez la zone périnée sur l'inspir sans pression

vers le bas du diaphragme. En résumé, sur l'expir faites, six fois de suite, des compressions-détentes des poings associés à des contractions-détentes de la zone périnée tout en "griffant" le sol avec les orteils.

✦ Développer son ressenti dans les mains

Plus vous développerez votre ressenti dans vos mains et plus vous augmenterez progressivement l'harmonie ressentie dans votre corps et votre cerveau. Vous êtes dans Wu Chi : votre corps est bien détendu, les bras le long du corps avec les épaules complètement relaxées, le bas du dos est décambré, les pieds sont ancrés dans le sol, la tête est légère. Prenez conscience de vos mains. Sur l'inspir, ouvrez progressivement vos doigts sans aller au maximum de ce que vous pouvez faire, sentez que vous pouvez également les étirer. Sur l'expir relâchez, détendez les doigts qui se rapprochent sans se toucher. Faites ces mouvements, en étant présent, une dizaine de fois, en prenant votre temps et sans que ce soit automatique ; ne faites pas ces mouvements en pensant à autre chose (à vos soucis, etc.).

Puis, vous allez refaire la même chose mais en ayant l'intention d'ouvrir les doigts, les paumes sur l'inspir. Sur l'expir ayez l'intention de détendre les doigts, ayez l'intention qu'ils se rapprochent. Les intentions doivent être fortes ; sentez les micro-mouvements. Faites ces intentions une dizaine de fois, en prenant votre temps. Ces intentions associées à un mouvement, ici les mains, ont une action sur le corps kinésique c'est à dire sur la représentation que le cerveau a du corps.

◆ Faire "flotter" les mains

Si vous faites les mouvements de façon automatique, sans être présent à ce que vous faites, vous risquez d'avoir beaucoup de difficulté à sentir les mains qui "flottent". La première contrainte est associée aux épaules et/ou aux cervicales. Il faut apprendre, progressivement, à faire les mouvements sans utiliser la force des épaules et en gardant les omoplates détendues. Cela commence par des prises de conscience dans le quotidien : pour tourner la poignée d'une porte, j'utilise uniquement les poignets, je n'ai pas besoin de la force des épaules. Si j'utilise un clavier d'ordinateur, je n'ai pas à avoir les épaules soulevées ; je peux imaginer que les coudes sont posés sur des nuages pour réduire les contraintes musculaires ; je n'utilise pas la force, quand je "frappe" sur les différentes lettres du clavier.

Il vous faut imaginer, ressentir ou visualiser des ballons légers ou des nuages. Ces ballons sont très importants. C'est comme si les mains étaient posées sur ces ballons légers qui donnent de la légèreté aux mouvements. Que le ballon existe réellement ou que vous l'imaginiez a, en fait, vu du cerveau, la même action. Pour vous en convaincre, faites "l'exercice" qui suit. Asseyez vous, proche d'une table. Posez une main légère sur la table sans pression excessive. Maintenant, soulevez de quelques millimètres votre main. La table étant très proche de la main, le cerveau ne fait aucun effort, les épaules restent détendues. La main est légère et flotte. C'est la même sensation qu'il faut rechercher avec les mains "flottantes". Si vous imaginez un ballon, une balle légère avec les mains dessus, pour votre cerveau c'est comme avoir vos mains à quelques millimètres d'une table. Pour le cerveau, le mouvement est plus facile si vous imaginez que le ballon léger fait monter ou descendre la main plutôt que de rendre la main légère sans aucun support. Avec l'expérience, je me suis rendu compte que les mains deviennent encore plus légères si on imagine que l'on pose les coudes sur des nuages légers.

◆ Coordonner la montée et la descente du corps

Nous avons déjà vu quelques "exercices" pour prendre conscience de la verticale juste. Le bassin décambré, l'axe coccyx-haut de la tête (vertex) est vertical. Il vous faut maintenant descendre verticalement. Vous pouvez descendre avec le nombril vers l'avant par exemple, c'est à dire que pendant le mouvement ou à la fin du mouvement vous n'êtes pas ou plus dans la verticale.

Pour corriger par vous-même vos défauts, ici encore, il vous faut observer le dessous des pieds. Vous pouvez, par exemple, sentir plus de poids à gauche qu'à droite : votre bassin n'est alors pas horizontal pendant le mouvement. Vous pouvez également sentir du poids dans les orteils ou dans la zone des talons. Il vous faut modifier ces mauvaises habitudes. Un "exercice" simple consiste à vous placer à un centimètre environ d'un mur. Puis descendez ou montez verticalement sans toucher ou sans vous éloigner du mur. Observez le dessous des pieds et constatez que la descente et la montée se font alors, en général, verticalement. Le fait d'observer vos éventuels défauts sans porter de jugement, le corps et le cerveau va alors faire des corrections par suite de la pratique régulière. Cela aura également des effets positifs sur votre posture au quotidien.

Maintenant que vous savez descendre et monter verticalement (les bras étant le long du corps), nous allons passer à une autre étape.

Nous allons utiliser les mains, les bras, le bassin et le corps en reliant ensemble les différentes parties du corps.

Il y a deux "exercices" pratiques qui peuvent vous aider.

Il s'agit du mouvement N°1 (ouverture et régularisation de la respiration).

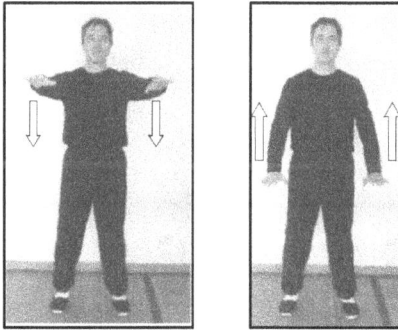

L'autre mouvement, très intéressant au niveau pédagogique, est le mouvements N°18 (mouvement dit de clôture).

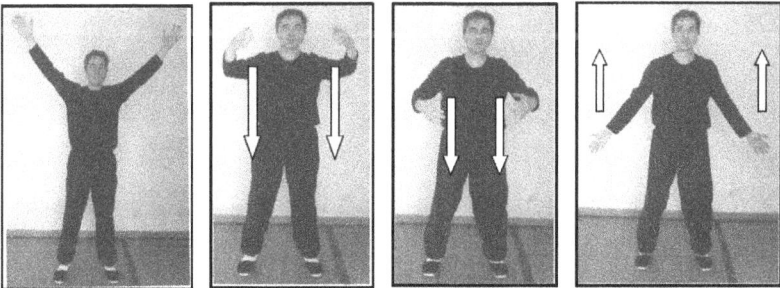

Commençons par le mouvement N°1. Posez les mains sur des nuages légers. Laissez les nuages soulever les coudes et les mains sur l'inspir. Les mains ne montent pas plus haut que les épaules. Les bras ne sont pas tendus en excès. Détendez un peu plus les bras et posez les coudes sur les nuages, les bras étant un peu plus pliés. Le bas du dos est décambré. Au rythme de la descente des bras, laissez le corps descendre verticalement. Au niveau des mains, imaginez les mains posées sur de la "mélasse", les bouts des doigts "tirent" très délicatement ce "chewing gum". Vous devez ensuite sentir vos poignets, vos coudes et en dernier les épaules. Apprenez à relier ensemble les différentes parties du corps. Ne passez pas, par exemple, des doigts à vos coudes en oubliant vos poignets.

Le mouvement N°18 prend toute sa valeur s'il y a synchronisation du rythme des mains avec les mouvements de descente et de montée du corps. Le mouvement devient alors très fluide et très bénéfique. En effet, si le pratiquant pense à autre chose, s'il n'est pas présent, il fera les mouvements de façon automatique : très souvent il pousse avec les jambes et les mains remontent ensuite.

Les mains légères doivent suivre le souffle très fin : elles montent à l'inspir, elles descendent sur l'expir. Le corps monte et descend au rythme des mains. On peut également imaginer, visualiser ou ressentir, bas du dos décambré, que le coccyx est posé sur un gros ballon de plage. Sur l'expir, le gros ballon descend. Pour remonter verticalement et afin d'éviter de trop pousser avec la force des jambes, placez votre attention sur le dessus de votre crâne et imaginez que vous poussez un nuage léger avec le haut de votre tête. Vérifiez que votre corps est bien décambré avant de descendre dans la verticale.

◆ prendre conscience de la relation intentions et mouvements

Pour progresser en Chi Kong, il me parait important d'avoir des intentions qui rendent les mouvements plus fluides et permettent de pleinement ressentir les effets positifs de cette pratique. Il y a une "règle" qui peut paraitre curieuse : le mouvement se fait à l'endroit où vous placez vos intentions. Dans le cas des cervicales, nous avons vu qu'en plaçant vos intentions à la base du crâne vous étiez, en fait, à l'origine du mouvement ce qui permet d'augmenter la fluidité du mouvement. Nous vous proposons un exercice simple qui vous permet de prendre conscience de cette relation entre le mouvement et l'intention placée dans une zone du corps. Mettez-vous dans la posture Wu Chi. Le bas du dos est décambré. Les muscles des genoux sont détendus. Mettez votre présence, vos pensées ou éventuellement visualisez la zone au niveau des chevilles. En gardant cette présence, faite un mouvement de rotation horizontale au niveau des chevilles. Observez le reste du corps qui suit le mouvement. Faites le mouvement tranquillement dans un sens puis dans l'autre. Mettez maintenant votre présence au niveau des genoux et laissez le mouvement se faire au niveau des genoux. Observez le reste du corps, le mouvement au niveau des chevilles suit celui des genoux. Faites le mouvement de rotation, sans aller trop vite dans un sens puis dans l'autre.

Maintenant, mettez votre intention de mouvement au niveau du coccyx. Détendez la zone périnée. Faites un petite cercle d'un diamètre comparable à une pièce de deux euros. Observez le reste du corps ; les mouvements sont différents. Faites le mouvement de rotation dans un sens puis dans l'autre. Détendez les muscles autour de la colonne vertébrale, observez que les mouvements horizontaux du coccyx peuvent se communiquer aux différentes vertèbres. Si votre dos est suffisamment détendu, le mouvement peut monter jusque sur le haut de la tête. Prenez bien conscience de cette idée de mouvement à l'origine du mouvement du reste du corps.

◆ Détente du tissu conjonctif pendant l'enchaînement

Pour détendre le tissu conjonctif, il ne faut pas utiliser des mouvements contraignants, dans la force ou en faisant trop travailler les muscles. Il faut également de la lenteur. Si vous êtes dans l'ultra-lenteur quand vous faites un mouvement avec une partie du corps et quelle que soit cette partie, alors vous relâchez en profondeur le tissu conjonctif. Par exemple, si vous tournez la tête vers la gauche en mettant deux minutes tout en gardant le corps détendu, puis environ deux minutes pour revenir avec la tête au centre, puis faites de même dans l'autre sens, alors vous allez sentir une très grande sensation de détente.

Dans " l'exercice " qui suit, nous allons utiliser une intention de mouvement et d'étirement afin de relaxer les muscles du dos. Tout d'abord, prenez conscience globalement de votre colonne vertébrale, de la cinquième lombaire à vos cervicales. Puis, soyez présent au bas du dos jusqu'à sa moitié environ. Etirez vertèbre, par vertèbre, les unes après les autres, du bas vers le haut, en vous arrêtant à la moitié du dos. Recommencez cet étirement doux, tout en observant vos sensations personnelles de détente. Maintenant, de la même façon, étirez tranquillement la colonne vertébrale du bas jusqu'entre les omoplates. Recommencez une fois cet étirement. Vous allez maintenant faire la même chose en ayant l'intention d'étirer, mais sans le faire réellement. Tout d'abord du bas, jusqu'à la moitié du corps (deux fois), puis ensuite du bas jusqu'entre les omoplates. Si vos intentions d'étirement et votre présence est bonne alors vous sentirez des sensations de détente importante dans le tissu conjonctif et dans les muscles. Si pendant, un enchainement de Chi Kong, vous sentez éventuellement des tensions dans le dos, alors mettez vous dans Wu Chi et pratiquez ces intentions d'étirement.

Conclusion

♦ Historiquement, il y a plus de 2000 ans, les masseurs apprenaient le Chi Kong afin de développer soit leur force externe dans les muscles et les tendons, soit la force interne. Les médecins chinois prescrivaient également des mouvements de Chi Kong à titre préventif, cela permettait ainsi à tout un chacun de prendre en charge son capital santé.

Les moines bouddhistes ont "exporté", au Japon, les auto-massages chinois qui sont devenus progressivement le Do In. Au sixième siècle, une posture assise de Chi Kong a également été "exportée" au Japon et s'appelle maintenant le Zen.

♦ Le Chi Kong allie harmonieusement l'assouplissement corporel, le plaisir de se mouvoir dans l'espace, la détente et la relaxation, à un travail énergétique en profondeur qui agit progressivement sur la revitalisation des organes internes, sur l'oxygénation du sang et sur la circulation de l'énergie dans les méridiens d'acupuncture.

L'une des originalités du Chi Kong est de permettre un "travail" au niveau du bassin.

Les "exercices" améliorent la tenue du dos, la tonicité musculaire et la souplesse. En préventif, ils protègent la colonne vertébrale. Ils ont une action équilibrante et apaisante sur le cœur, les poumons, le foie, la rate et les reins. Il s'ensuit, avec une pratique régulière, un meilleur équilibre général et une énergie vitale accrue.

♦ Nous avons présenté dans cet ouvrage deux Chi Kong pour la santé (Chi Kong en 18 mouvements, les postures de l'arbre pour la santé). Il en existe d'autres comme, par exemple, les *1000 mains sacrées*. Il existe également des Chi Kong spécifiques pour développer les muscles et les tendons, des Chi Kong taoïstes, les Trésors de l'empereur de Chine, etc.

♦ Nous vous avons également présenté des postures de Chi Kong allongé qui favorisent, entre autre l'activation du parasympathique.

♦ la connaissance du psoas, du " point pivot " au niveau de l'atlas facilite votre pratique.

♦ Nous avons explicité des "exercices" permettant, entre autre, la recherche de la verticale juste, de développer son ressenti dans les mains, de prendre conscience de la relation intentions et mouvements. Ces "exercices" sont applicables à tous les Chi Kong.

Bonne pratique,

Alain Gesbert

Troisième partie
Les annexes

Nota : les annexes sont aussi importantes que le reste de cet ouvrage...

☯ Annexe N°1 : Chi Kong en 18 mouvements

♦ Quelques recommandations avant de commencer

♦ Les 18 mouvements : consignes, effets bénéfiques, photos aide-mémoire.

☯ Annexe N°2 : Chi Kong allongé (dynamique)

A- Enchainement long

1) Phase préparatoire

2) Chi Kong allongé (dynamique et statique)

B- Enchainement court

☯ Annexe N°3 : Résumé en images

Annexe N°1
Chi Kong en 18 mouvements

☯ **Quelques recommandations avant de commencer**

◆ Pendant les différents mouvements, il est important d'avoir une respiration douce, longue, fine et régulière. Par suite des mouvements, le sang est bien oxygéné. Plus le sang est oxygéné et plus, il peut oxygéner de façon naturelle les organes et les viscères. La respiration douce se fait par le nez.
Le déplacement des mains suit le rythme respiratoire. Le corps dans sa montée et sa descente suit le rythme des mains. Il est important de relier ensemble les différents mouvements : il ne s'agit pas de pousser avec les jambes de façon indépendante de la montée des mains. Avant que le corps ne descende, il faut décambrer le bas du dos tout en détendant la charnière du bas du dos : imaginez le coccyx posé sur un gros ballon de plage et qui descend au rythme des mains (descente verticale du corps). Pour remonter, afin d'éviter une poussée automatique des jambes, mettez votre présence sur le haut de la tête et imaginez que vous poussez un nuage vers le haut.

◆ Il faut coordonner ou relier ensemble, les mains, les poignets, les coudes, les épaules : au fur et à mesure que les mains montent il faut observer les différentes parties du bras (mains, poignets, etc.) afin d'avoir un mouvement fluide et sans geste automatique. De la même façon, au rythme des mains, prenez conscience du bassin, de la zone périnée, des genoux, des pieds, du dessous des pieds. Recherchez l'harmonie dans le mouvement.

Les mouvements fluides amèneront le calme au niveau de votre cerveau.

♦ Ne faites pas les mouvements trop rapidement. Respirez plus lentement que la normale. On ne doit pas entendre votre souffle. Le souffle doit donc être fin.

♦ Avant de commencer un enchainement, vous devez avoir des intentions de calme, de détente, d'harmonie. Pendant les mouvements, vous devez être présent aux différentes parties du corps.

♦ Observez vos éventuels défauts, en observant le dessous des pieds : si le poids du corps est situé au niveau des orteils, le thorax est avancé par rapport à la verticale, si le poids du corps est situé au niveau des talons, le bassin part vers l'arrière. Si le poids du corps est plus sous un pied que sous l'autre, le bassin se dérègle à gauche ou à droite.

Observez, prenez conscience mais ne jugez pas vos imperfections ("je n'y arriverai pas, etc.). Avec le temps, le mouvement deviendra juste.

♦ Sauf exception, quand le corps descend ou que les mains se rapprochent, vous expirez. Quand le corps ou les mains montent, vous inspirez.

• Si vous êtes dehors, ne pratiquez pas avec le soleil dans les yeux. Si possible, le soleil doit être derrière vous. Ne pratiquez pas dehors s'il fait trop chaud ou trop froid. Ne pratiquez pas en dessous de quinze degrés.

• Plus vous imaginez les coudes posés sur des ballons ou des nuages légers et plus vos mains seront légères. Ainsi, vous n'utiliserez plus la force des épaules pour lever les mains.

☯ Mouvements N°1 : ouverture et régularisation de la respiration

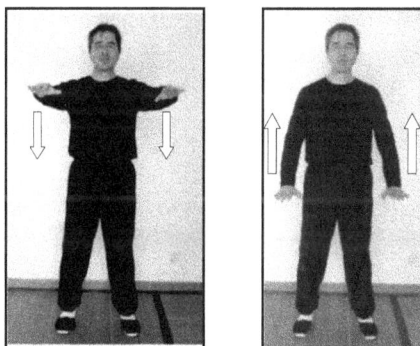

• **Consigne**

Le bassin est décambré, le corps relaxé, la tête légère, les bras ne sont pas tendus en excès et restent souples. Imaginez les mains posées sur un nuage léger. Au rythme de la montée et la descente du nuage, laissez les mains suivre le nuage en les rendant légères. Le corps monte et descend au rythme des mains, tout en gardant le bas du dos détendu et tout en étant présent à la charnière du bas du dos.

♦ Effet bénéfique

Ce mouvement permet d'agir, de façon globale, sur le déséquilibre Yin-Yang dans l'organisme, il a une action globale sur la circulation de l'énergie dans les méridiens et augmente l'énergie dans le sang. Il agit sur le foyer supérieur. Il calme l'esprit et agit sur Wei Qi (énergie circulant proche de la peau). Il a une action positive sur les articulations. D'après le professeur Li Ding, il permettrait d'agir de façon préventive sur des maladies latentes dans le cerveau. Ce mouvement a une action sur le méridien de la fonction du cœur. En répétant lentement ce mouvement 50 à 100 fois tous les jours, il permet de réduire l'hypertension.

☯ Mouvements N°2 : déployer la poitrine.

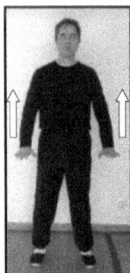

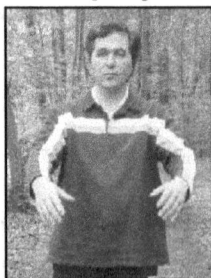

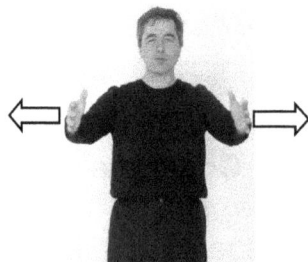

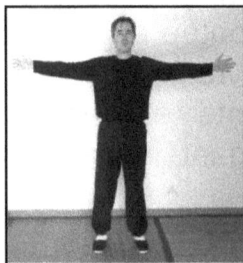

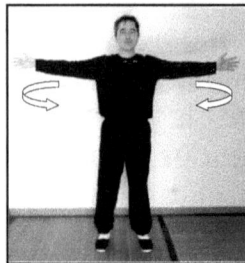

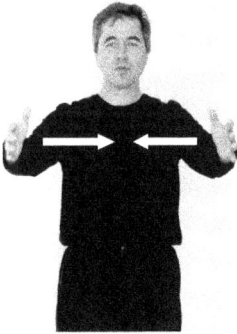

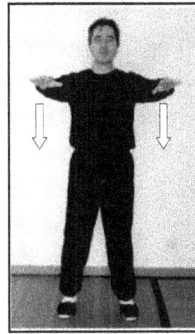

✦ Consigne

Il est préférable de fractionner la respiration quand vous ramenez les bras. Expirez quand les bras se rapprochent. Inspirez en ramenant les doigts les uns après les autres (en commençant par le petit doigt) puis tournez les mains, paume vers le sol. Expirez quand les mains et le corps descendent.

✦ Effet bénéfique

Ce mouvement N°2 a une action globale sur le foyer supérieur (méridien de la fonction du cœur et méridien de la fonction des poumons).
Cet exercice renforce la fonction respiratoire et améliore les fonctions du cœur, des poumons et des méridiens associés. Il soigne les palpitations, l'essoufflement, l'insomnie, les excès de rêves, la mauvaise mémoire ainsi que les problèmes respiratoires. En résumé, ce mouvement permet d'agir sur le méridien de la fonction des poumons.

☯ Mouvements N°3 : agiter l'arc en ciel

Faire une à trois fois (balle au niveau plexus du cœur ou au niveau du bas ventre).

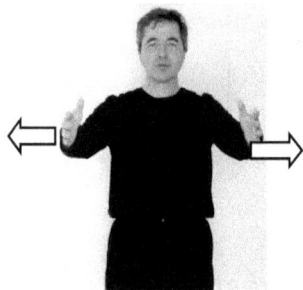

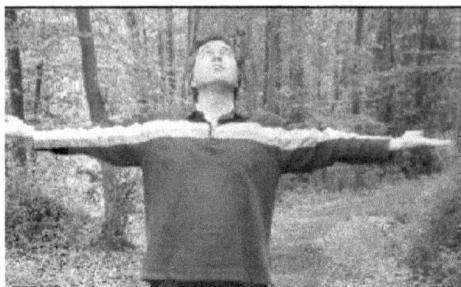

Puis, faire le mouvement ci-après, au minimum six fois de chaque côté :

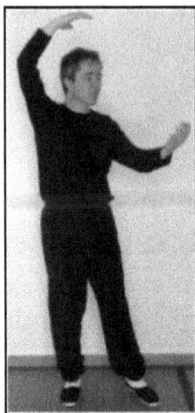

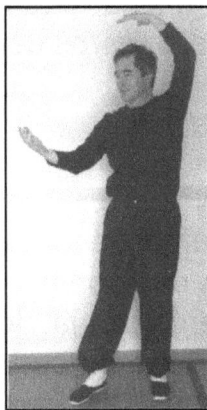

◆ Consigne

Soulevez le talon gauche et tournez horizontalement le bassin d'environ 45 degrés tout en laissant la pointe du pied suivre le mouvement.

Détendez le bassin, baissez le talon sans le poser au sol. Sur l'inspir, une main monte. Observez vos sensations personnelles au niveau de la main au dessus de la tête et au niveau de la fontanelle.

◆ **Effet bénéfique**

Ce mouvement a une action globale sur les muscles des épaules et du dos.

Cet exercice améliore la circulation sanguine et lymphatique dans les muscles. Ces mouvements permettent de réduire la fatigue musculaire. Ils permettent également d'améliorer la mobilité des articulations des épaules, des coudes et des poignets. Cet exercice permet de prévenir et de traiter la fatigue des lombaires et du dos. Une pratique régulière agit sur la cervicathrose et la périarthrite de l'épaule.

☯ **Mouvements N°4 : écarter les nuages en balançant les bras.** Six fois dans un sens, six fois dans l'autre sens.

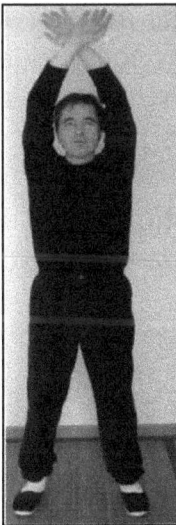

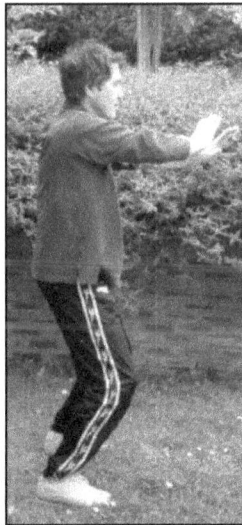

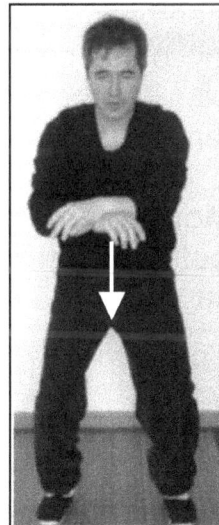

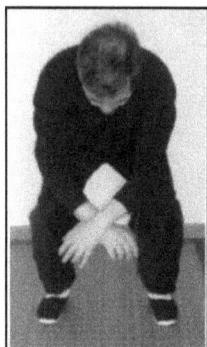

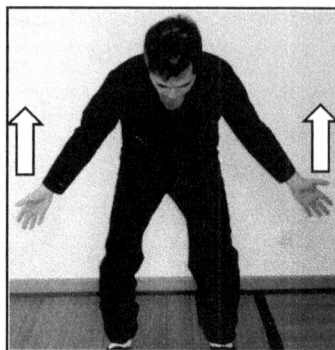

✦ Consigne

Détendez le corps, laissez le descendre comme si c'était un sac de pommes de terre. Dirigez, ensuite le coccyx vers l'arrière, puis laissez le corps remonter naturellement au rythme des mains.

✦ Effet bénéfique

Ce mouvement permet d'accélérer et de réguler la circulation sanguine et lymphatique, notamment dans les membres supérieurs. Ces mouvements améliorent la fonction de contraction du cœur et les fonctions des épaules, des genoux et des coudes. Ils permettent également de prévenir la périarthrite de l'épaule.

☯ Mouvements N°5 : rester en station fixe et exécuter des mouvements giratoires des bras (de façon alternée à gauche et à droite).

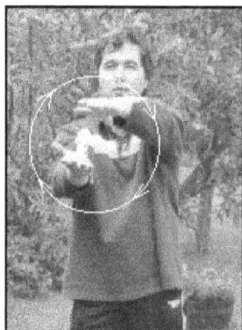

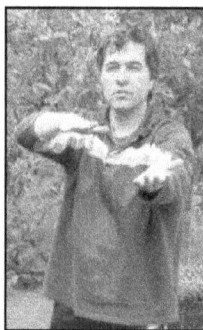

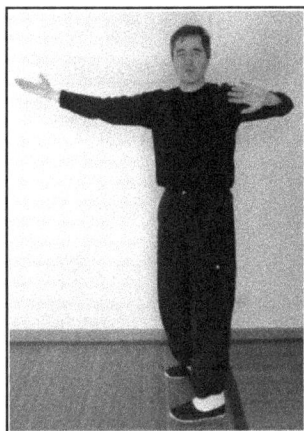

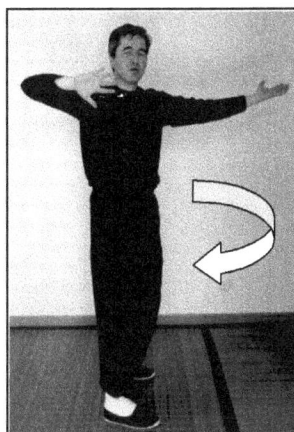

♦ Consigne

Placez un peu de poids à gauche en descendant le bassin du côté gauche. Puis tournez vers la droite. Le corps est souple et sur l'inspir, sentez l'ouverture du thorax, par suite de la main devant et du coude à l'arrière.

♦ Effet bénéfique

En " ouvrant " le thorax, ce mouvement permet de prévenir et de traiter les articulations des épaules, des membres supérieurs, de la colonne vertébrale tout en agissant sur le bassin. Le mouvement agit en douceur sur les genoux et renforce la fonction respiratoire (on inspire complètement quand un bras est en arrière).

Ce mouvement est relié au méridien de la fonction de l'estomac et du foie. Il a également une action positive sur le méridien de la vésicule biliaire et le méridien extraordinaire ceinture. D'après Li Ding, ce mouvement prévient et traite la trachéite et le rhume.

☯ Mouvements N°6 : canotage au centre du lac.

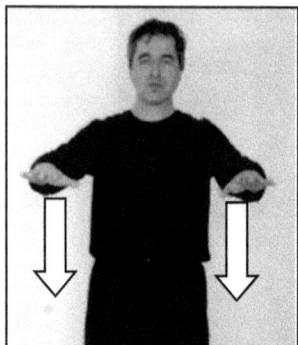

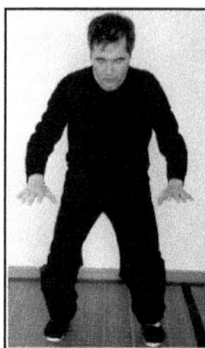

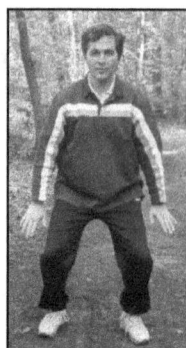

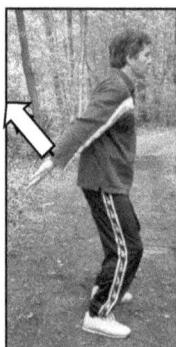

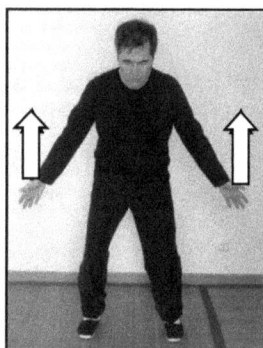

◆ Consigne

Quand le corps a fini de descendre, laissez partir les mains vers l'arrière afin d'agir à distance sur les épaules pendant le mouvement ascendant. Laissez partir le coccyx vers l'arrière (qui entraine à distance le dos) à la fin du mouvement de descente.

◆ Effet bénéfique

Ce mouvement permet de régulariser l'esprit, la respiration et l'énergie dans le sang et les méridiens afin d'assurer un meilleur équilibre psychologique. Beaucoup d'articulations étant en mouvement, leurs fonctions sont améliorées (notamment : les articulations des hanches, des genoux, du cou, des pieds, des épaules et des coudes). Ce mouvement renforce les fonctions du muscle droit abdominal et améliore les fonctions des viscères. Il a de bons effets sur la rate, l'estomac et les méridiens associés. Les personnes qui souffrent de troubles chroniques de la digestion, de gastrite chronique, d'hépatite chronique et de ptôse gastrique doivent faire ce mouvement plus souvent.

☯ **Mouvements N°7 : le maintien d'un ballon devant les épaules**.

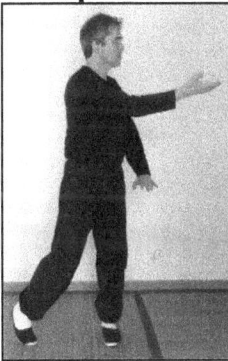

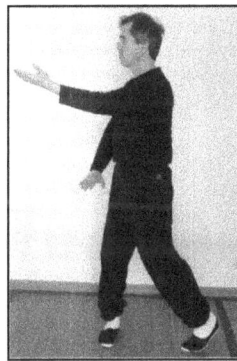

♦ **Consigne**
Quand la main est au niveau de l'épaule, vous la posez sur un "nuage" qui la rend légère. Laissez descendre la main en la faisant flotter le plus possible. Levez le talon droit, puis tournez le bassin vers la gauche, laissez le bout du pied tourner au rythme du mouvement. Quand le bassin revient, vous devez avoir l'intention de poser le talon droit quand le corps revient à sa position d'origine. Cela permet d'éviter d'avoir les pieds qui partent sur les côtés comme le

faisait Charlot. Levez le talon gauche et tournez le bassin vers la droite

♦ Effet bénéfique

Ce mouvement convient pour atténuer la fatigue et le traumatisme des muscles des lombaires et du dos. Il permet de renforcer leurs fonctions d'extension et de contraction afin de prévenir et traiter la périarthrite de l'épaule, de réduire l'arthrose des cervicales ainsi que les maladies des vertèbres lombaires. Il améliore la respiration.

☻ Mouvements N°8 : tourner le corps pour regarder la lune.

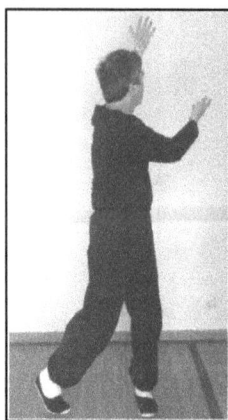

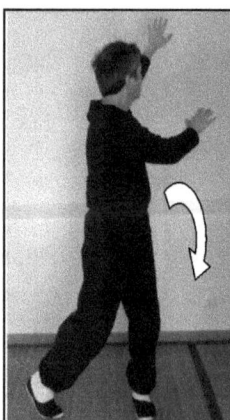

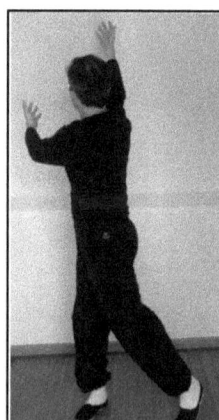

♦ Consigne

Ne forcez pas, gardez le corps bien détendu, tournez le bassin en fonction de votre souplesse. Laissez flotter les mains quand elles reviennent, paumes ver le bas.

Le talon levé et les mains tournées vers le haut, sentez un étirement doux de la colonne vers le haut.

✦ Effet bénéfique

Ce mouvement a les mêmes effets préventifs que " *le maintien d'un ballon devant les épaules* ". Le pratiquant tourne dans son bassin et termine avec une légère torsion de la colonne. Ce mouvement a de bons résultats sur les articulations (poignets, coudes) et les muscles des épaules, du cou et des lombes. Il améliore la fonction respiratoire. Il permet d'agir de façon préventive et de traiter la périarthrite de l'épaule, la prolifération osseuse du rachis cervical et des vertèbres lombaires, la fatigue des muscles du dos et des lombes ainsi que la trachéite chronique. Pour les personnes concernées, il faut alors faire ce mouvement quotidiennement.

En le faisant très lentement et en étirant doucement le fascia (tissu conjonctif), il a une action sur le bas du dos et la prévention des sciatiques.

☯ Mouvements N°9 : tourner les lombes et pousser les paumes.

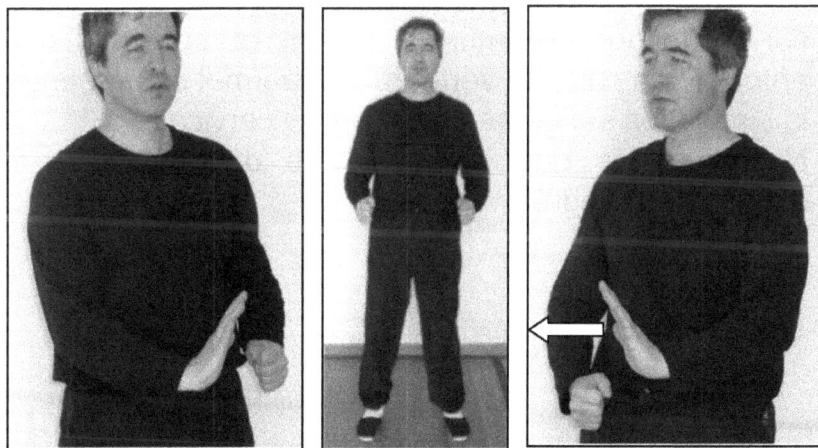

✦ Consigne

Ayez l'intention de poussez un nuage léger, tout en tournant le bassin de 45 degrés max, imaginez que vous prenez une corde et tirez la horizontalement quand vous revenez au centre.

✦ Effet bénéfique

Ce mouvement permet de renforcer la coordination des muscles et des articulations du dos et des hanches. Il permet de prévenir la fatigue des muscles lombaires et des muscles piriformes. Il remédie progressivement au désordre des articulations sacro-lombaires. " Pousser les lombes " contribue, d'après Li Ding, à la coordination des activités du rachis cervical, des vertèbres dorsales, des épaules et des coudes. Il y a également une action douce sur le tissus conjonctif concerné par les zones définies précédemment. En pratiquant régulièrement, ce mouvement permet également de prévenir et de réduire la prolifération osseuse du rachis cervical, d'avoir une action sur la périarthrite de l'épaule. Il agit sur la fatigue du muscle dorsal et sur le fascia entourant la colonne vertébrale. Il permet d'augmenter la circulation sanguine dans l'artère cervicale.

N'oubliez pas que le bassin ne doit tourner que d'environ 40 degrés.

☯Mouvements N°10 : se tenir à califourchon et onduler les mains comme des nuages. Caresser les nuages.

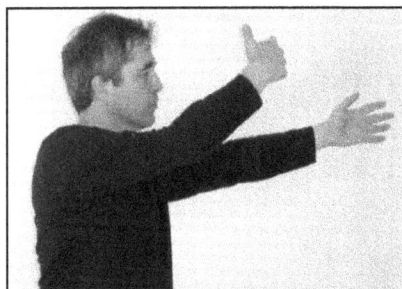

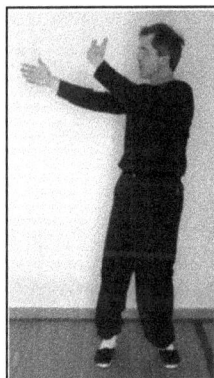

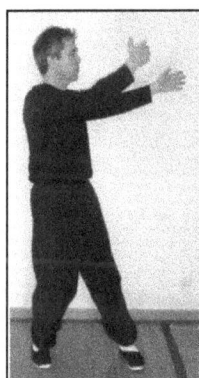

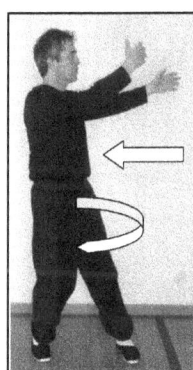

◆ **Consigne**

Il est important de garder le corps détendu. Posez le coude (de la main en face du visage) sur un nuage : faites flotter le coude. Positionnez le coude à la bonne hauteur afin d'avoir les omoplates détendues.

◆ **Effet bénéfique**

Ce mouvement permet de régulariser l'esprit, la respiration et le Chi. Il permet d'améliorer le fonctionnement des nerfs et des viscères. Il prévient et traite la fatigue des lombes et du dos, la périarthrite de l'épaule et de la prolifération osseuse. Il prévient et traite le fonctionnement des nerfs et des viscères. Il équilibre les deux hémisphères cérébraux (logique et émotionnel). Il est conseillé aux insomniaques.

☯ **Mouvements N°11 : draguer la mer à <u>gauche</u> et à <u>droite</u>, regarder le ciel.**

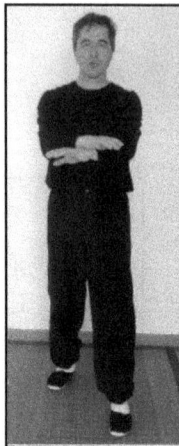

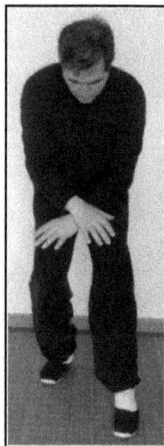

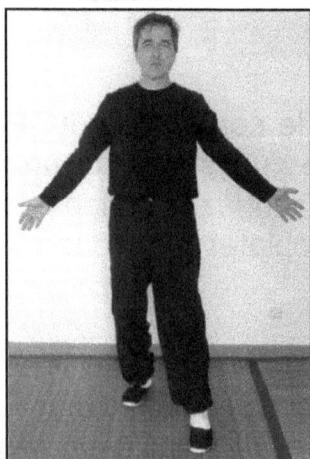

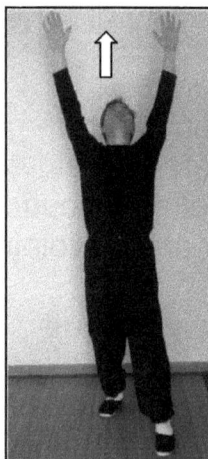

◆ **Consigne**

Le coccyx doit se déplacer en restant bien centré sur l'axe de symétrie vertical du corps.

◆ **Effet bénéfique**

Ce mouvement permet de retrouver la sérénité, d'oublier les soucis. Il régularise l'esprit, la respiration et l'énergie. Il permet de renforcer les mouvements des lombes, du dos, des genoux, des hanches et des épaules. Il exerce un massage interne du cœur, des poumons, du foie, des reins, de la rate et de l'estomac. Il améliore, de façon globale, la circulation du sang et du Chi dans les méridiens. Ce mouvement a de bons effets régulateurs sur les maladies résultant d'un dysfonctionnement des viscères comme, par exemple, le dysfonctionnement de l'estomac et des intestins, la ptôse gastrique, la gastrique chronique, l'entérite chronique, la dystonie neuro-végétative, la neurasthénie, les douleurs légères des articulations ainsi que la fatigue des muscles.

☺ **Mouvements N°12 : pousser et renforcer les vagues à gauche et à droite**

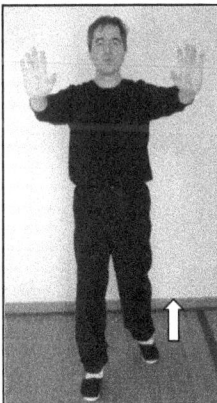

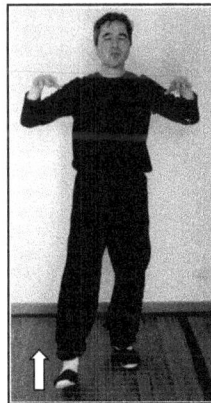

✦ Consigne

C'est bassin qui permet, à distance, de soulever le pied, gardez le pli de l'aine bien détendu. Le coccyx se déplace en restant bien centré sur l'axe de symétrie vertical du corps.

✦ Effet bénéfique

Ce mouvement consiste à imiter les ondulations des vagues afin de régulariser l'esprit, la respiration et l'énergie. D'après la tradition, ces mouvements harmonisent ou mettent en accord le ciel, la terre et l'homme. Il y a une action sur le méridien du triple réchauffeur (3 foyers). Le mouvement apporte la joie. Il a une action régulatrice sur le cerveau. Il a de bons effets sur la neurasthénie. Il améliore également les fonctions physiologiques des viscères. Il permet également un auto-massage des pieds.

☯ Mouvements N°13 : le pigeon volant qui déploie ses ailes à gauche et à droite.

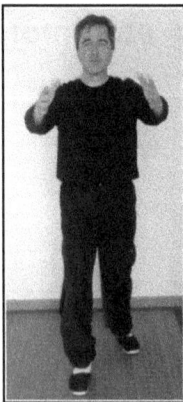

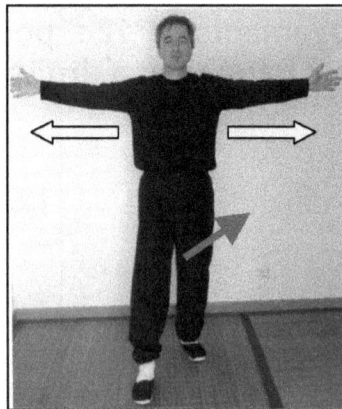

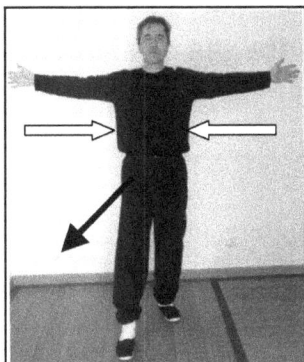

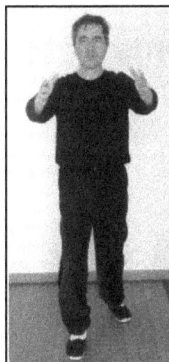

◆ Consigne

Imaginez un fil accroché au coccyx avec à l'autre extrémité un petit caillou proche du sol. Avec une impulsion douce et faible en amplitude du coccyx, lancez le petit caillou devant, laissez le corps suivre le mouvement. Faites de même pour ramener le corps vers l'arrière.

◆ Effet bénéfique

Les déplacements du poids du corps en avant et en arrière (l'origine du mouvement est le coccyx et le sacrum), les déploiements et repliements des bras agissent sur le thorax, augmentent le volume d'air passant dans les poumons, tout en faisant travailler les articulations. Ce mouvement est recommandé à tous ceux qui souffrent de maux chroniques du système des voies respiratoires (trachéite, emphysème pulmonaire), de maux du système nerveux, sanguin (déficience de sang dans le cerveau, neurasthénie, artériosclérose cérébrale, déficience du sang dans les artères coronaires) et digestif.

☺ **Mouvements N°14 : étendre les bras et donner un " coup de poing " (étirer).**

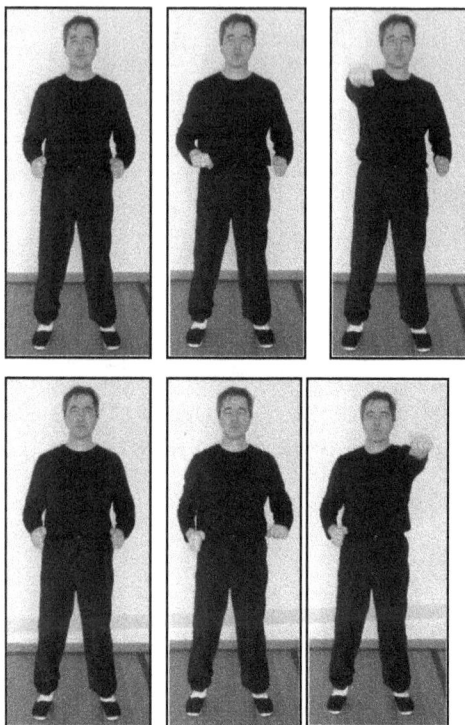

◆ **Consigne**

Sur l'inspir, tournez le poignet. Sur l'expir doux et profond, laissez flotter le bras et faites un étirement doux en relaxant l'omoplate et l'épaule. Ramenez la main en la gardant légère, poumon vide sans respirer.

◆ **Effet bénéfique**

La concentration externe consiste à étendre le bras tout en l'étirant délicatement. La force ne doit pas être recherchée : la lenteur et la douceur permettent à distance de détendre la zone des omoplates. Ce mouvement a une action positive sur les épaules, l'essoufflement et les palpitations dues au dysfonctionnement des poumons. Il permet de réduire ou d'agir en préventif sur les capsulites (épaules dites gelées).

☯ **Mouvements N°15 : vol de la grande oie sauvage.**

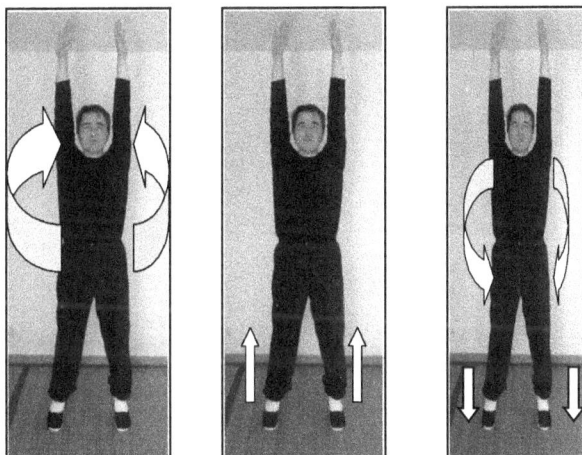

◆ **Consigne**

Quand les mains montent et sont au niveau des épaules, levez progressivement les talons tout en continuant de lever les mains. Gardez le corps détendu, faites un étirement très doux. Quand les mains redescendent et sont au niveau des épaules, posez tranquillement les talons, décambrez le bas du dos et laissez le corps descendre au rythme des mains.

♦ Effet bénéfique

La montée et la descente du corps permettent de renforcer la fonction respiratoire et les échanges gazeux dans les poumons. Ce mouvement, tout en coordonnant les articulations du corps, les assouplit. Il prévient et traite les maladies chroniques en relation avec la tristesse, la stagnation du Chi et du sang (trachéite, arthrose). Il agit également sur l'équilibre. L'étirement est en relation avec le méridien des trois foyers.

☯ **Mouvement N°16 : le volant (à gauche et à droite).**

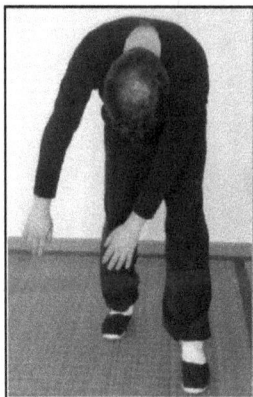

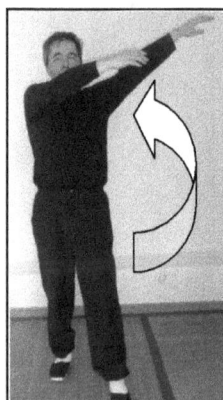

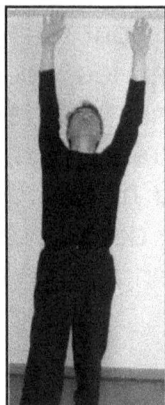

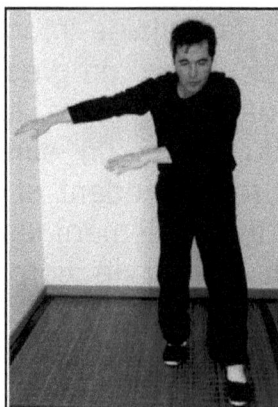

◆ **Consigne**

Il est important de comprendre, dans ce mouvement que la colonne s'enroule et se déroule sans qu'il y ait une rotation horizontale du bassin. Les mains font un grand cercle et ne doivent pas entraîner sur le côté le bassin, c'est à dire qu'il ne faut pas de rotation horizontale du bassin.

◆ **Effet bénéfique**

Ce mouvement se caractérise par une assez grande amplitude. Il permet de détendre en profondeur les lombes, le dos et les quatre membres. Ce mouvement est conseillé aux personnes qui souffrent d'arthrose des cervicales, de maux des vertèbres lombaires, des épaules ou des hanches. Il diminue la fatigue des muscles, des lombes et du dos tout en les équilibrant. Les rotations aident à renforcer la circulation sanguine et lymphatique. Ce mouvement a également une action globale sur le système sympathique.

☯ **Mouvements N°17 : piétiner et faire rebondir le ballon.**

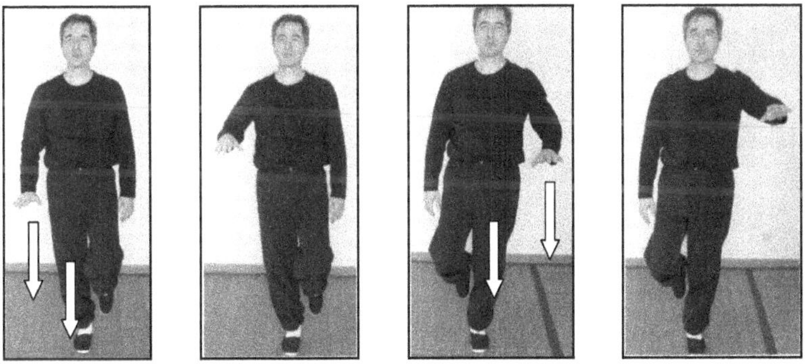

• Consigne

Gardez le corps souple, regardez horizontalement un point fixe loin de vous afin de ne pas perdre l'équilibre.

• Effet bénéfique

Ce mouvement permet de régulariser l'esprit, la respiration et l'énergie. Il équilibre les fonctions physiologiques des hémisphères cérébraux gauche et droit. Il a une action sur l'équilibre et l'oreille interne. Il renforce la fonction de coordination du cerveau. Il accélère la circulation du sang et du Chi. Il permet d'améliorer le fonctionnement des articulations des genoux. Il agit de façon préventive et traite les maladies des vaisseaux sanguins du cerveau, la périarthrite de l'épaule. Il agit également sur l'équilibre.

☯ Mouvements N°18 : régulariser le Chi. Mouvement de clôture.

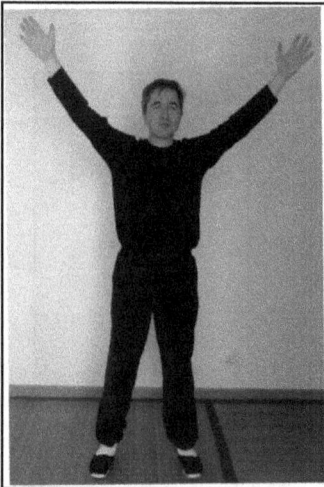

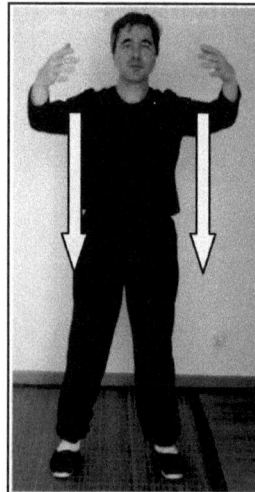

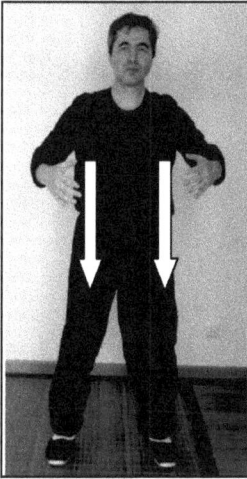

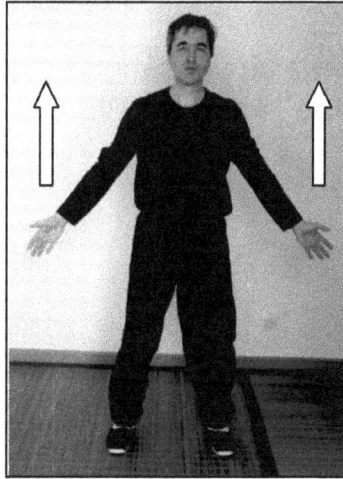

♦ Consigne

Synchronisez la montée et la descente du corps au rythme des mains qui suivent la respiration. Sur l'inspir, montez lentement les mains. Sur l'expir, quand les mains sont au niveau des épaules, décambrez le bas du dos et laissez descendre le corps au rythme des mains.

♦ Effet bénéfique

Ce mouvement permet d'agir sur l'oxygénation sanguine et les grandes articulations de l'organisme. Il permet d'apprendre à relier correctement ensemble les différentes partie du corps.

◆ Terminez en vous mettant quelques minutes dans la position de l'énergie : **Wu Chi**

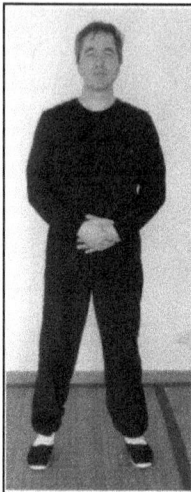

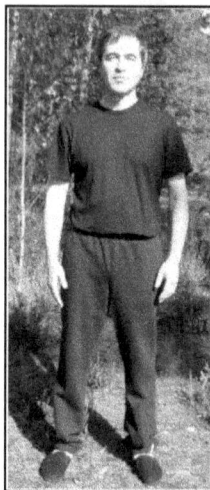

◆ **Important :**

Ces photos sont, avant tout, un aide mémoire.
Il vous est conseillé, pendant votre apprentissage, de prendre des notes personnelles après les cours.

Annexe N°2
Chi Kong allongé (dynamique)

A- Enchainement long

1) Phase préparatoire :

Bas du dos décambré, levez les pieds sur l'inspir, descendez les pieds sur l'expir (6 fois). Puis ayez l'intention de lever les pieds sans les lever réellement (6 fois). Ayez l'intention de descendre les pieds sans le faire réellement.

Ayez des intentions de calme, d'harmonie, de détente (1 mn environ).

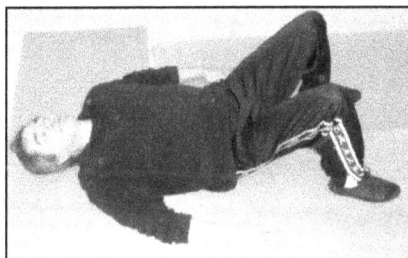

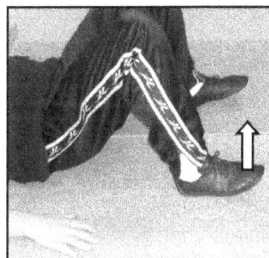

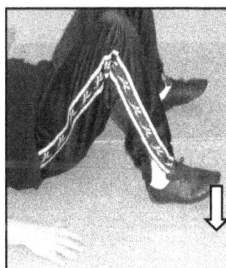

2) Chi Kong allongé (dynamique et statique)

Sur l'inspir faites flotter les coudes. Laissez monter. Gardez les muscles des omoplates bien détendus.

Puis sur l'expir laisser les bras descendre sans toucher le sol. Imaginez des ballons qui donnent de la légèreté aux coudes. Sentez les mains devenir légères (six fois). Posture statique sans poser les coudes (2 mn environ).

◆ **Mouvements N°1**

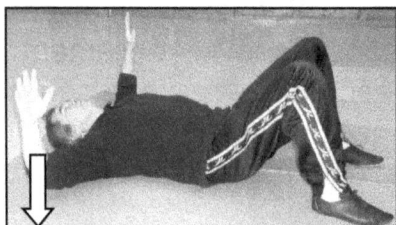

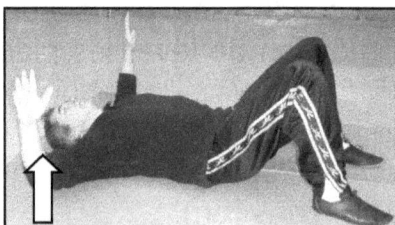

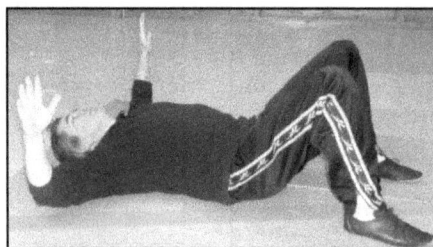

posture statique

◆ **Mouvements N°2**
Appliquez la même stratégie au niveau des coudes. Imaginez que vous poussez un nuage léger ver le ciel.

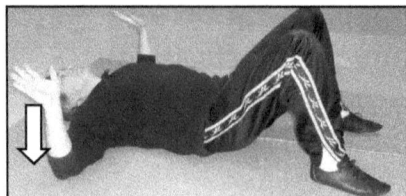

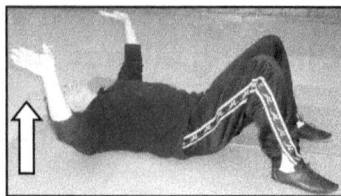

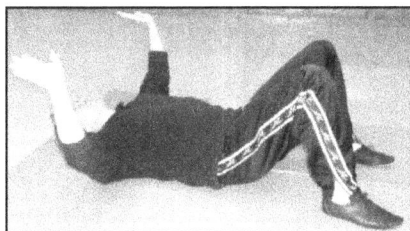

posture statique

◆ Mouvements N°3

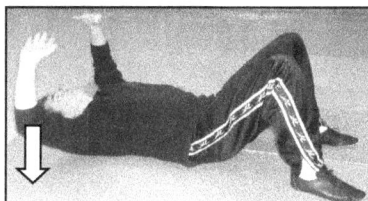

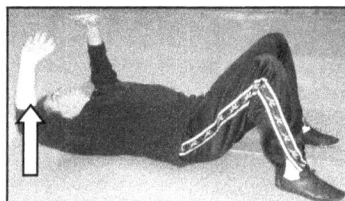

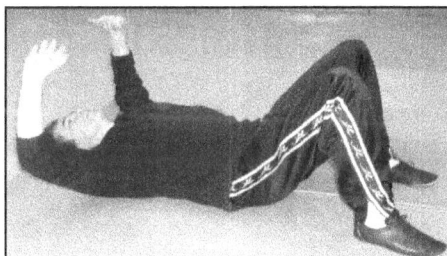

posture statique

◆ Mouvements N° 4

Imaginez que vous tenez une grosse balle entre vos mains et le thorax (centre de la balle en face du plexus du cœur). Sur l'inspir la balle grandit et les mains s'écartent (six fois). Gardez les coudes qui "flottent".

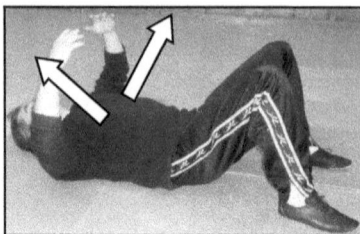

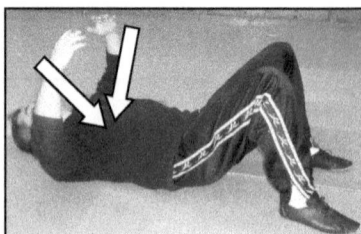

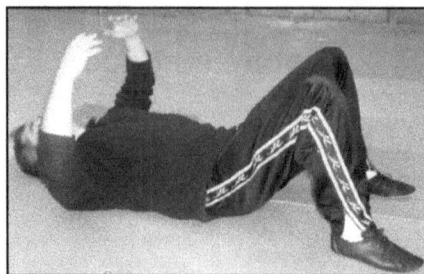

posture statique

✦ Mouvements N°5

Le centre de la balle est maintenant en face du nombril.

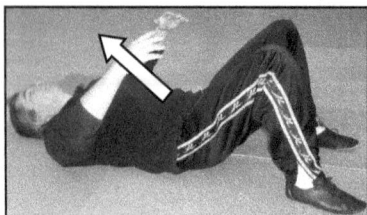

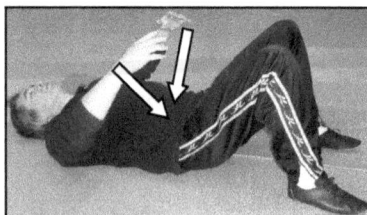

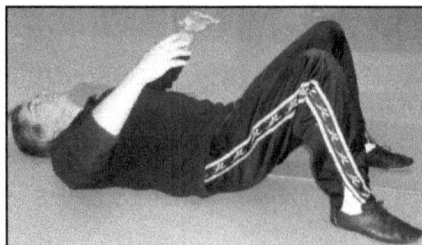

posture statique

• Posture de base en Chi Kong allongé

Puis, pendant 10, 15, 30 mn, restez dans la posture statique.

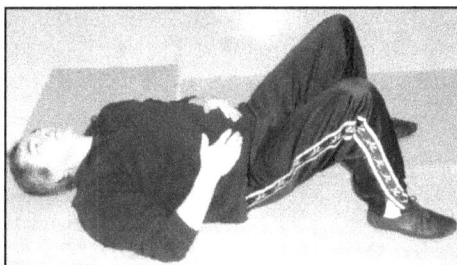

B- Enchainement court

Vous pouvez également pratiquer un ou plusieurs mouvements (par exemple, les mouvements N°5 comme indiqué ci-dessus) et vous terminez par la posture de base en Chi Kong allongé.

1) **Mouvements N°5**

Le centre de la balle est maintenant en face du nombril.

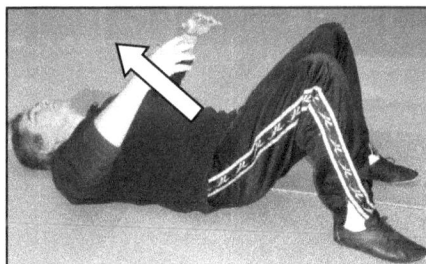

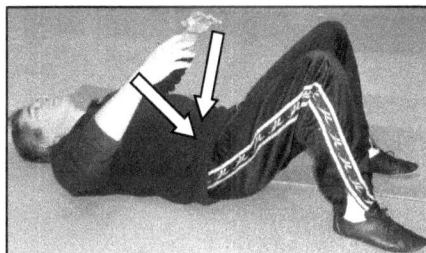

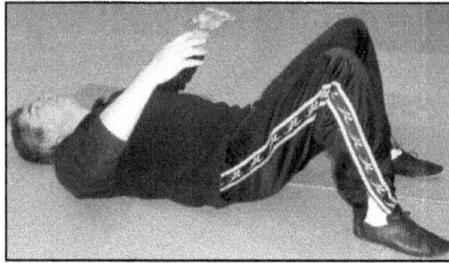

posture statique

2) Posture de base en Chi Kong allongé

Puis, pendant 10, 15, 30 mn, restez dans la posture statique. Observez vos sensations de détente, de lâcher prise, etc.

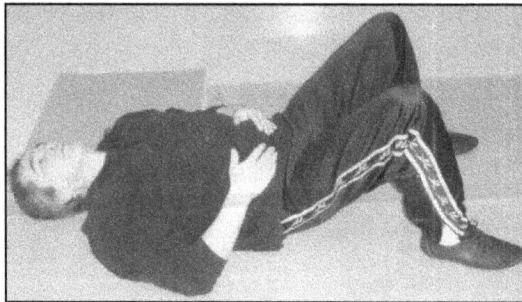

Annexe N°3
Chi Kong en 18 mouvements
Résumé en images

Wu Chi avant de commencer

☯ **Mouvements N°1 :** ouverture et régularisation de la respiration

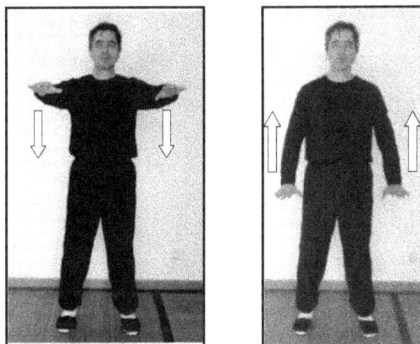

☯ **Mouvements N°2 :** déployer la poitrine.

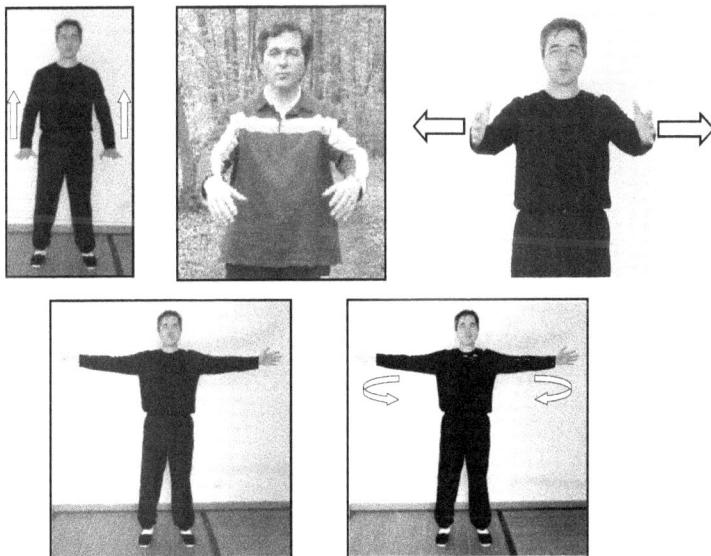

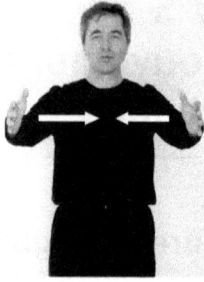

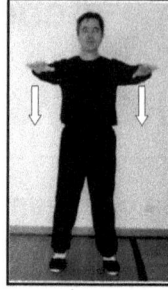

☯ Mouvements N°3 : agiter l'arc en ciel

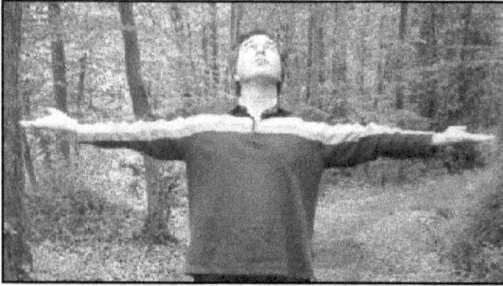

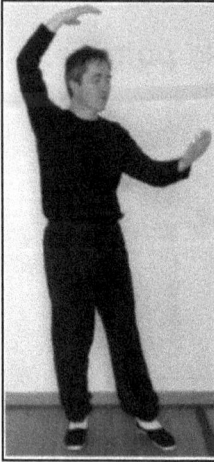

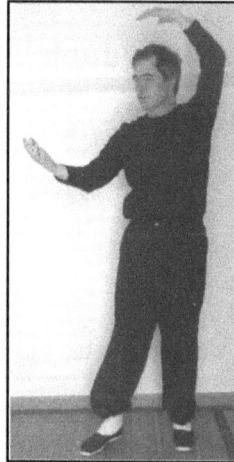

☯ **Mouvements N°4 :** écarter les nuages en balançant les bras.

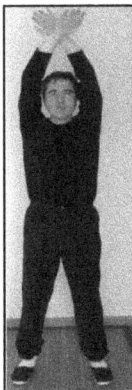

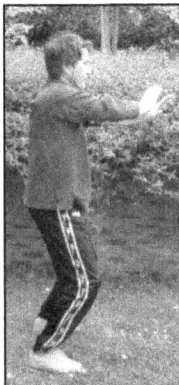

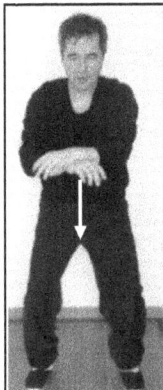

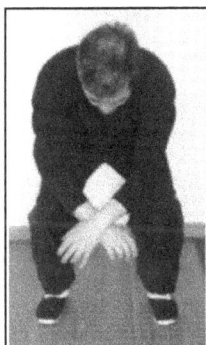

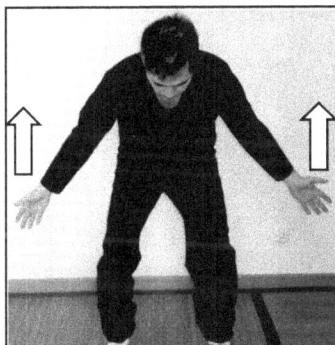

☯ **Mouvements N°5 :** rester en station fixe et exécuter des mouvements giratoires des bras (de façon alternée à gauche et à droite).

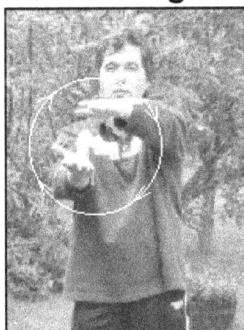

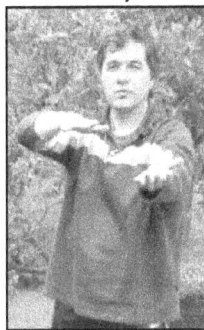

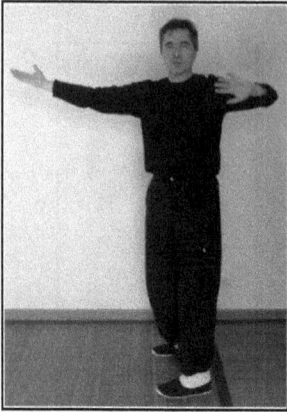

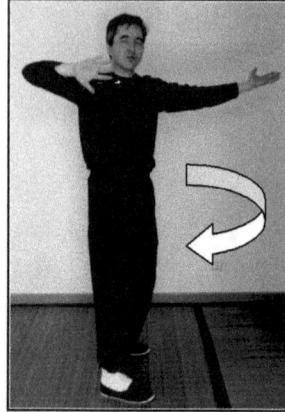

☯ **Mouvements N°6 : canotage au centre du lac.**

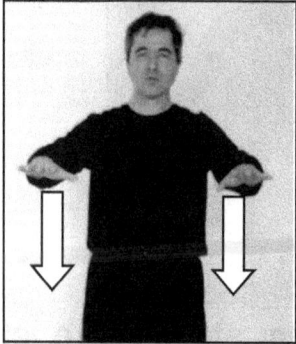

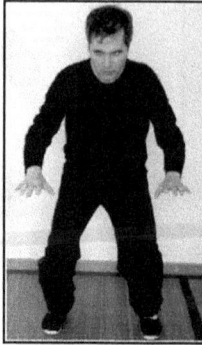

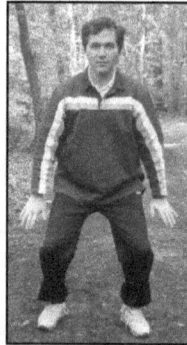

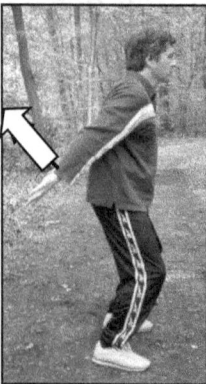

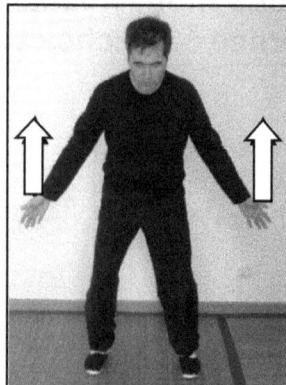

☯ **Mouvements N°7 : le maintien d'un ballon devant les épaules**.

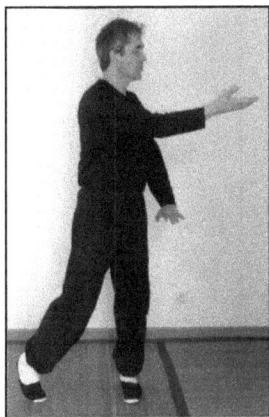

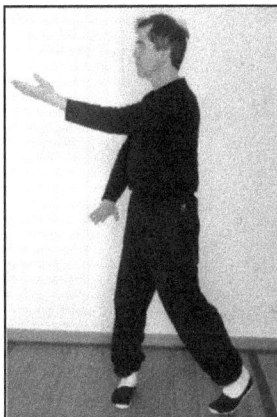

☯ **Mouvements N°8 : tourner le corps pour regarder la lune.**

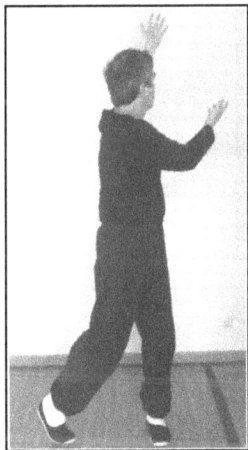

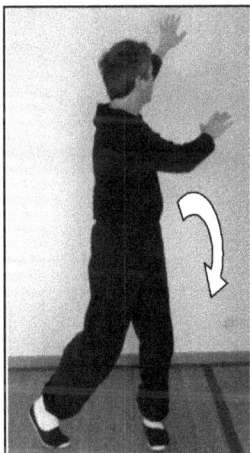

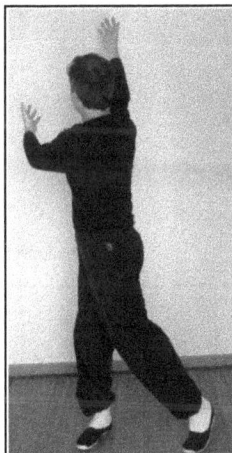

☯ **Mouvements N°9 : tourner les lombes et pousser les paumes.**

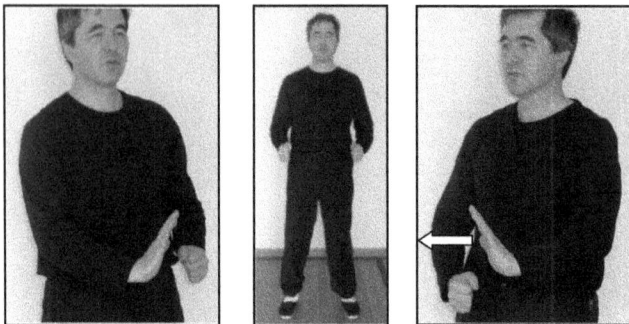

☯Mouvements N°10 : se tenir à califourchon et onduler les mains comme des nuages. Caresser les nuages.

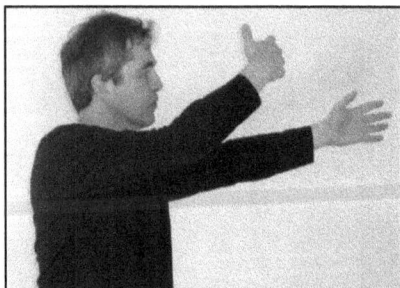

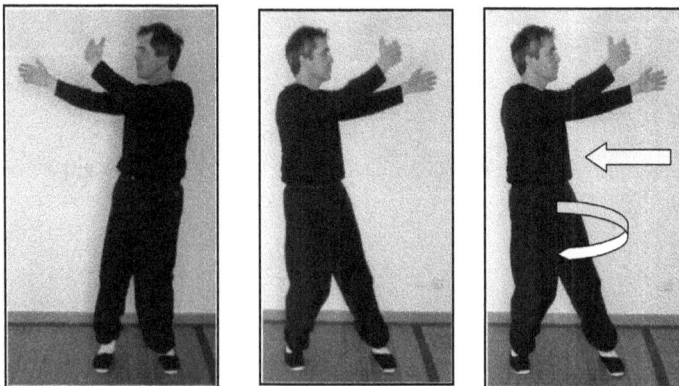

☯ **Mouvements N°11 : draguer la mer à <u>gauche</u> et à <u>droite</u>, regarder le ciel.**

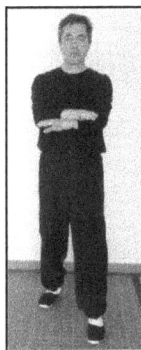

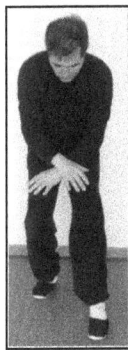

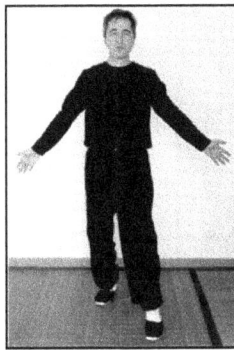

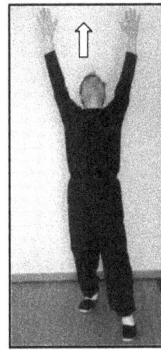

☯ **Mouvements N°12 : pousser et renforcer les vagues à gauche et à droite**

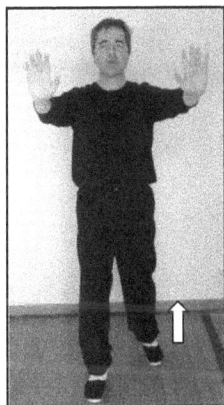

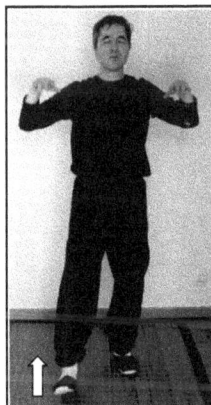

☯ **Mouvements N°13 : le pigeon volant qui déploie ses ailes à gauche et à droite.**

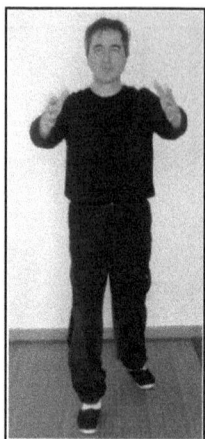

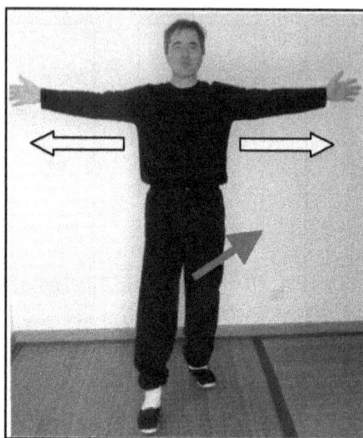

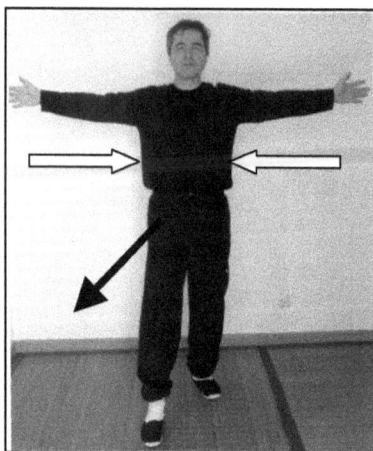

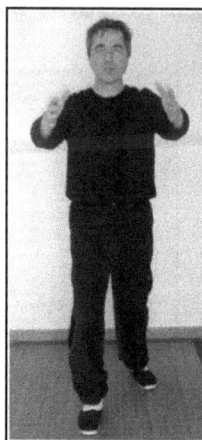

☯ **Mouvements N°14 : étendre les bras et donner un " coup de poing " (étirer).**

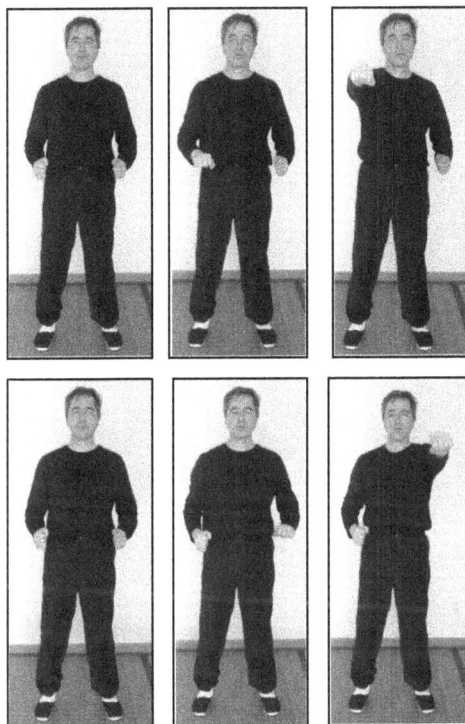

☯ **Mouvements N°15 : vol de la grande oie sauvage.**

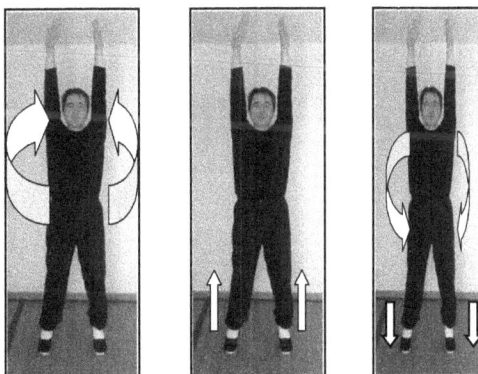

☯ **Mouvement N°16 : le volant (à gauche et à droite).**

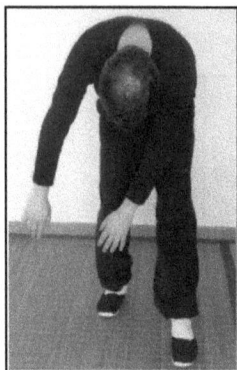

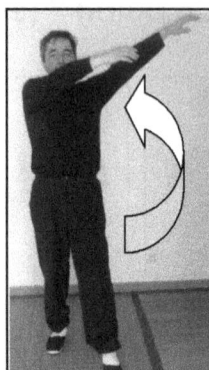

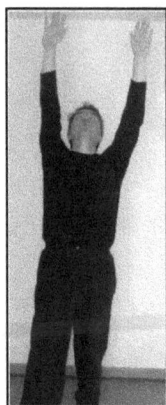

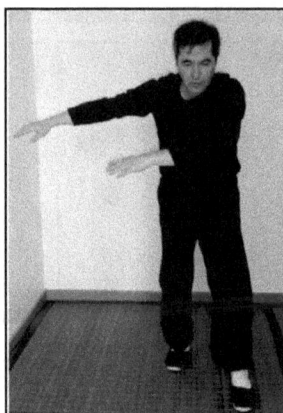

☯ **Mouvements N°17 : piétiner et faire rebondir le ballon.**

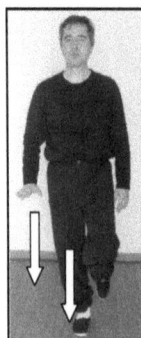

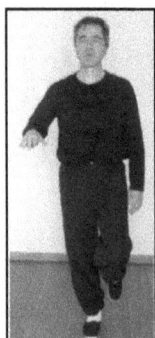

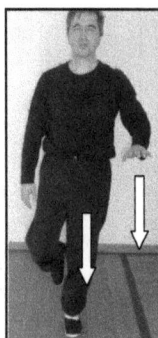

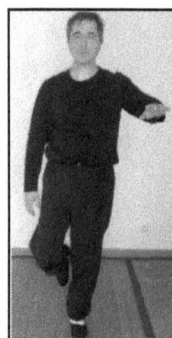

☯ **Mouvements N°18 : régulariser le Chi.**

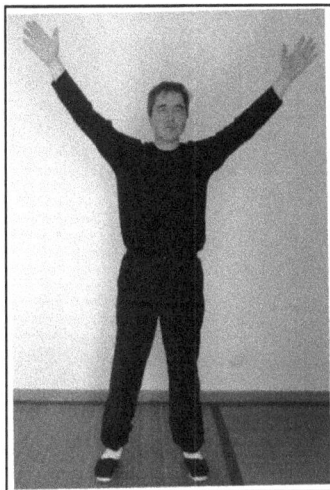

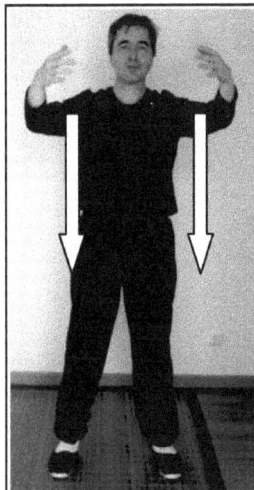

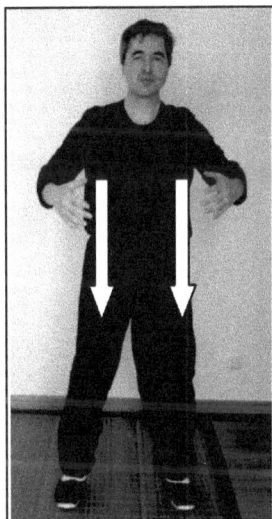

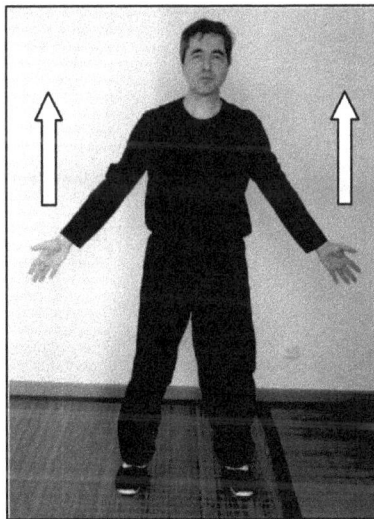

◆ Terminez en vous mettant quelques minutes dans la posture de repos : **Wu Chi**

Sommaire

www.ingramcontent.com/pod-product-compliance
Lightning Source LLC
Chambersburg PA
CBHW071121280326
41935CB00010B/1079